少生病的智慧
让血管健康起来

主　编　陈　忠

执行主编　杨耀国　陆清声

副 主 编　李　伟　王利新

人民卫生出版社
·北京·

编写委员会

编 者

（排名不分先后）

陈　忠	首都医科大学附属北京安贞医院
杨耀国	首都医科大学附属北京安贞医院
陆清声	中国人民解放军海军军医大学附属长海医院
李　伟	北京大学人民医院
王利新	复旦大学附属中山医院
王国富	绍兴市中心医院医共体总院
戚悠飞	海南省人民医院
谷　岩	天津市第一中心医院
潘仲杰	天津市人民医院
陆　炜	浙江省衢州市人民医院
高　斌	复旦大学附属中山医院
亓　明	大连医科大学附属第一医院
史伟浩	复旦大学附属华山医院
王　伟	中南大学湘雅医院
王维慈	华中科技大学同济医学院附属协和医院
方　欣	浙江大学医学院附属杭州市第一人民医院
蔡红波	昆明医科大学第一附属医院
胡志鹏	宁夏医科大学总医院
高　翔	河北医科大学第二医院
王学虎	重庆医科大学附属第一医院
黎　明	中南大学湘雅二医院
苏少飞	宁夏医科大学第二附属医院
陈　锋	南昌大学第二附属医院
孙占峰	哈尔滨医科大学附属第二医院

编　者

翟　勇	吉林省敦化市医院
王　平	山西医科大学第二医院
李　坤	河南省人民医院
李艳奎	天津医科大学第二医院
张立魁	辽宁省人民医院
杨　敏	北京大学第一医院
王　冕	中山大学附属第一医院
阿布都·克尤木	喀什地区第一人民医院
张　章	中国人民解放军空军军医大学第二附属医院（唐都医院）
邹君杰	南京医科大学第一附属医院（江苏省人民医院）
田　野	新疆医科大学第一附属医院
方征东	中国科学技术大学附属第一医院（安徽省立医院）
张　杰	首都医科大学附属北京潞河医院
张　弘	承德医学院附属医院
马　强	西安交通大学第一附属医院
方青波	新疆维吾尔自治区人民医院
罗明尧	中国医学科学院阜外医院
焦周阳	郑州大学第一附属医院
龚　光	宜宾市第二人民医院
田玉峰	银川市第一人民医院
刁永鹏	北京医院
孙　鑫	中国医学科学院阜外医院

绘　画

翟梦瑶	北京和睦家医院

前　言

现如今，很多人已然知道了"心脑血管"疾病，如脑卒中、心肌梗死，是严重威胁着人们健康乃至生命的疾病。但是，在临床诊疗中，我们发现，绝大多数的人只是在自我感觉出现问题时，才去关注自己所听、所知的心血管或脑血管，却忽视了全身其他大多数的动脉和静脉血管病变导致的症状和疾病。

《"健康中国 2030"规划纲要》中指出"建立健全健康促进与教育体系，提高健康教育服务能力，从小抓起，普及健康科学知识。"健康科学知识普及是我们一直在做的事情，健康教育伴随着我们诊疗的全过程，基于多年的经验，我们认为，"让血管健康起来"应该成为一个整体的健康理念广为人知，并在未来形成针对不同人群的教育体系，这样才能关口前移，预防血管类疾病，促进全民健康。

2022 年 9 月，中共中央办公厅、国务院办公厅印发了《关于新时代进一步加强科学技术普及工作的意见》，提到"科学技术普及是国家和社会普及科学技术知识、弘扬科学精神、传播科学思想、倡导科学方法的活动，是实现创新发展的重要基础性工作。"并号召广大的科技工作者"加强科普作品创作。以满足公众需求为导向，持续提升科普作品原创能力。"基于此，中国医师协会血管外科医师分会、中华医学会外科学分会血管外科学组的同道们群策群力，积极探索，把近些年的健康科普工作进行了总结与升华，把优质的健康科普内容进行了归纳与转化，编纂成册，形成了本书——《少生病的智慧：让血管健康起来》。

　　本书力求做到"读者需要什么，我们就科普什么"，把日常生活中大家关于血管的常见问题进行了遴选并予以解答，汇集成上篇；下篇则以常见的血管病为纲目，通过科普语言和形式进行简单的阐述，让人能够提前知病懂症，做到及早就医、精准治疗。

　　衷心希望本书能够提高广大人民群众以及基层医护人员对血管疾病发生、发展规律的认知；能够让人们有血管健康的整体观念，养成良好的工作、生活习惯；能够为推进健康中国建设贡献一份力量！

陈 忠

首都医科大学附属北京安贞医院血管外科中心主任

中国医师协会血管外科医师分会会长

中华医学会外科学分会血管外科学组组长

北京医学会血管外科学分会主任委员

目 录

血管疾病知识篇　　<139-323>

常见问题篇

<001-138>

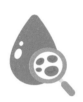

第一讲

与疾病有关的问题

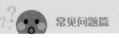

第一节

高血压

- 血压是推动血液在血管内流动并作用于血管壁的压力，也是衡量心血管功能的重要指标之一，更是维持人体正常活动的支柱
- 正常成人的收缩压为 90 ~ 140mmHg，舒张压为 60 ~ 90mmHg
- 血压过高（高血压）或过低（低血压）都会造成严重后果
- 高血压是一种常见且多发的疾病，可导致身体器官的损伤，也可导致血管硬化、狭窄、堵塞，甚至破裂
- 血压过低会导致脏器供血不足，重者危及生命

一、什么是血压

血液是靠心脏搏动在人体内的血管中运行的，血压就是推动血液在血管内流动的动力（日常生活中，如切菜时不慎割破了手指，血液就会从割破的血管内溢出，导致割破处出血）。

通常所讲的血压指动脉血压，包括收缩压（高压）和舒张压（低压）。

二、一天中血压会有变化吗

血压是一个波动值，可以说分分秒秒都不同，平时在安静、休息的状态下血压较低；在运动、情绪变化如发怒、喝酒乃至费力排便时血压会升高。

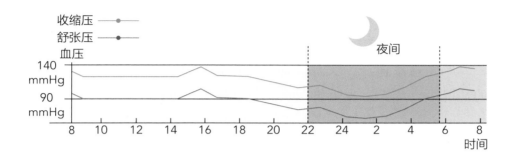

三、如何正确测量血压

1. 测量血压前，应休息 10 ~ 15 分钟，以缓解疲劳与兴奋；运动后，应休息 30 分钟再测量；室内温度应保持在 20℃左右；需测量 3 遍，间隔在 2 分钟以上，最后取平均值。

2. 测量上臂血压，尽量使上臂与心脏在同一水平（两处血压相近）。上臂衣服厚度不能超过 0.5 厘米，隔着衣袖测量血压也无妨。

3. 起床排尿后、服降压药及早餐之前，是测血压的最佳时段。此时的血压不受药物、运动、进食等因素影响，最接近真实血压。

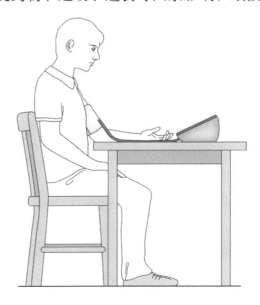

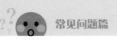

四、何为高血压

原发性高血压，又称高血压、高血压病。在未使用降压药物的情况下，成人多次重复测量后收缩压 ≥ 140mmHg 和 / 或舒张压 ≥ 90mmHg；若既往有高血压病，且正在使用降压药物，血压虽然低于 140/90mmHg，均应诊断为高血压。收缩压 ≥ 140mmHg 和舒张压 < 90mmHg 为单纯收缩期高血压，见下表。

高血压的分类

分类	收缩压 /mmHg	舒张压 /mmHg
正常血压	< 130 和	< 85
正常高值	130 ~ 139 和 / 或	85 ~ 89
高血压	≥ 140 和 / 或	≥ 90
1 级高血压	140 ~ 159 和 / 或	90 ~ 99
2 级高血压	≥ 160 或	≥ 100
单纯收缩期高血压	≥ 140 和	< 90

注：当收缩压与舒张压分属于不同级别时，以较高的分级为准。

五、为何会患高血压病

高血压的发病原因尚未明确。

目前，宜多关注其危险因素（包括遗传、年龄及不良生活方式等），其中 70% ~ 80% 的高血压发生与不健康的生活方式有关。随着高血压危险因素的聚集，患高血压病的风险就会增大。

高血压的易患人群主要有以下几种。

1. 高盐、低钾膳食者。

2. 超重与肥胖者。

3. 过量饮酒者。

4. 长期精神紧张者。

5. 有高血压病家族史者。

6. 其他：高龄、缺乏体力活动以及糖尿病、血脂异常等人群。

大多高血压病患者的病因不明确，为原发性高血压，占所有高血压的 90% 以上。

在表现为高血压的患者中，约 5% 是因某些确定的疾病或病因引起的，被称为继发性高血压，当原发疾病治愈后血压也会随之下降或恢复正常。

六、高血压的危害，不容忽视

血压的高、低与心、脑血管病的发病及其死亡密切相关，收缩压每升高 20mmHg、舒张压每升高 10mmHg，心、脑血管病发生的风险倍增。

长期高血压可逐渐导致心、脑、肾以及眼睛等器官的血管出现斑块，导致相关部位的血管狭窄、堵塞甚至破裂。

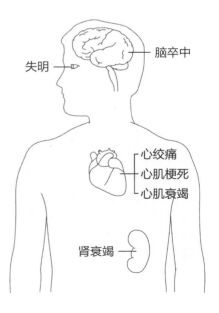

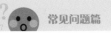

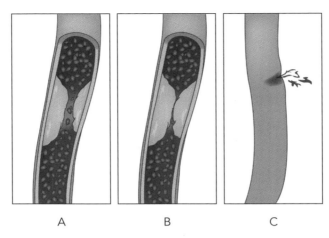

A- 血管壁出现斑块，致血流道变窄；B- 血管近乎闭塞；C- 血管破裂

七、高血压有哪些症状？没有症状就无须治疗吗

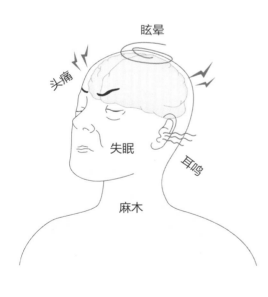

多数高血压患者无明显症状，部分高血压患者会出现下列症状：头痛、眩晕、心悸、耳鸣、鼻及牙龈出血，严重者可出现并发症，如脑血管意外（脑梗死、脑出血）、心力衰竭、肾衰竭、视网膜眼底病变等。

高血压会增加心、脑、肾以及血管并发症发生与死亡的风险，因此，无论有无症状，均应积极控制血压。

八、高血压患者治疗的目标血压是多少？降压越快越好吗

一般高血压患者血压应降至 < 140/90mmHg，能耐受者与部分糖尿病、蛋白尿等高危患者可进一步降至 < 130/80mmHg，见下表。

降压治疗的目标血压

基本标准	目标为血压至少降低 20/10mmHg，最好 < 140/90mmHg
最佳标准	< 65 岁：如能耐受，目标血压 < 130/80mmHg（但应 > 120/70mmHg）
	≥ 65 岁：如能耐受，目标血压 < 140/90mmHg，但应根据虚弱情况、独立生活能力和可耐受情况，考虑设定个体化的血压目标

对于大多数高血压患者而言，应遵医嘱将血压平稳缓慢降至目标水平。降压的关键在于"稳"，不在乎某个瞬间血压降得有多低，而在于整体水平控制不超标。年轻、病程较短的高血压病患者，降压速度可稍快；老年人、病程较长者，有合并症的患者，降压速度则可稍慢。

九、高血压患者的治疗需配合生活方式调整

高血压是一种心血管疾病，常可合并其他器官损害和 / 或临床疾病，应定时到医院随访。

改善生活方式是降压的首选手段，也可以提高降压的疗效，具体操作如下。

1. 每人每天钠盐摄入量小于 6 克。

2. 适当增加钾的摄入量。

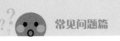

3. 合理膳食，多吃新鲜蔬菜、水果。

4. 控制体重，体重指数（BMI）应小于 $24kg/m^2$。腰围：男性小于 90 厘米，女性小于 85 厘米。

5. 戒烟，避免被动吸烟（二手烟）。

6. 限制饮酒，每天白酒摄入量小于 50 毫升，或葡萄酒摄入量小于 100 毫升，或啤酒摄入量小于 300 毫升。

7. 中等强度锻炼，每周 4 ~ 7 次，每次 30 ~ 60 分钟。

8. 保持心情舒畅，避免激动。

坚持服用降压药：在改善生活方式的基础上，血压仍 ≥ 140/90mmHg 和 / 或高于目标血压的患者应给予药物治疗。

高血压病是慢性病，大多数患者必须遵医嘱长期甚至终身服药；用药若不规律则会造成血压波动大，易引发心、脑血管意外。

十、何为低血压？低血压者如何做好自我保健

低血压通常是指血压低于 90/60mmHg。多数低血压患者没有症状，属于生理性低血压，大多无须特殊处理。

特殊类型的低血压（如直立性低血压）是指从坐位或平躺后突然起身而导致血压快速下降，这类低血压者只要注意缓慢地改变体位就能避免血压的骤变；另外，长时间站立、饮水不足、服用降压药、创伤、感染或出血等，均可能会导致低血压，当出现眩晕及晕厥等症状，或者血压突然降低时，必须到医院就诊。

十一、高血压患者服药的误区

误区 1：不愿意服药

错误行为：迷信保健品、降压帽、降压鞋、降压手表等。

正确行为：咨询专业医生，长期规律服药。

误区 2：不难受不服药

错误认知：没有症状不服药，血压正常就停药。

正确认知：没有症状不等于没有危害，血压正常后仍需长期控制。

误区 3：不遵医嘱服药

错误行为：道听途说，听信广告服药。

正确行为：遵医嘱，根据自身情况科学服药。

误区 4：服降压药会上瘾

错误认知：降压药会上瘾，服了戒不掉。

正确认知：控制血压是"持久战"，大多数需要终身服药。

误区 5：降压药毒副作用大

错误行为：降压药伤肝、伤肾，能不吃就不吃。

正确行为：个体化评估，服药获益大于不良反应。

误区 6：擅自变更用药

错误行为：擅自变更降压药种类，擅自变更服药频率和剂量。

正确行为：不擅自变更用药及其药量，遵医嘱服药。

十二、下肢动脉硬化闭塞症合并高血压者的降压要求

约 50% 患有下肢动脉疾病者存在高血压，增加了心血管疾病的发生及死亡风险。下肢动脉硬化闭塞症伴高血压者应遵医嘱将血压控制在 140/90mmHg 以下，对有高血压同时合并糖尿病或慢性肾病的下肢动脉硬化闭塞症者的血压则建议控制在 130/80mmHg 以下，降压达标不仅可降低此类患者心脑血管疾病的发生率，也能减缓病变的进程，降低患者的截肢率。

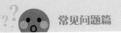

十三、双上肢血压值不同代表什么

1. 双上肢血压相差多少在正常范围

双上肢血压在正常情况下存在 5 ~ 10mmHg 的差异，通常右侧高于左侧。如双上肢血压相差超过 20mmHg，则提示存在血管病变；如果相差 10 ~ 20mmHg，有可能是正常，也有可能是有血管狭窄但有侧支代偿，也建议关注血管病变。

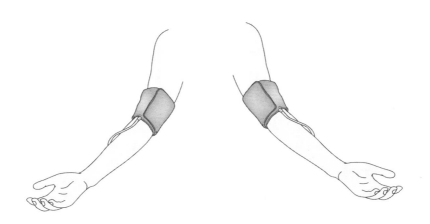

2. 哪些情况可引起双上肢血压不同

导致双上肢血压不同的原因有多种，譬如年轻患者可能由多发性大动脉炎或先天性动脉畸形所致；中、老年患者最常见原因是动脉粥样硬化性疾病，特别是锁骨下动脉严重狭窄。因此，测量双上肢血压非常重要。若发现两侧血压存在明显差异，应到血管外科就诊。

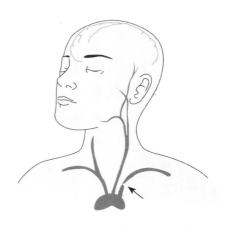

十四、怎样的高血压需到血管外科就诊

继发性高血压中有部分源自血管病变，当血管疾病治愈后高血压也会得到根治或改善。常见于下列疾病。

1. 肾动脉狭窄

动脉粥样硬化是引起肾动脉狭窄的最常见病因（约为 82%）；肾动脉狭窄则是引起高血压的重要原因之一，占高血压人群的 1%～3%。药物降压是肾血管性高血压的基础治疗，对于严重肾动脉狭窄（直径狭窄 > 70%），如血压控制不佳、肾萎缩或肾功能减退，建议到血管外科就诊。

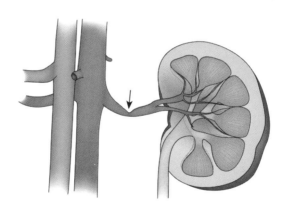

2. 主动脉狭窄

包括先天性及获得性两种。先天性主动脉缩窄表现为局限性狭窄或闭锁；获得性主动脉狭窄主要包括大动脉炎、动脉粥样硬化以及主动脉夹层剥离等。主动脉狭窄主要表现为上肢高血压，下肢脉弱或无脉，双下肢血压明显低于上肢，建议到血管外科就诊。

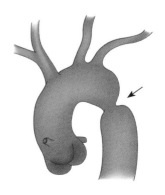

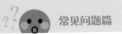

第二节

血糖

- 糖是身体必不可少的营养成分之一，血液中的糖称为血糖
- 血糖过高或过低都会对身体产生不良影响
- 长期高血糖将会使全身各部位组织、器官发生病变，同时导致诸多急、慢性（包括各种与血管密切相关的）并发症
- 血糖过低则会抑制机体的诸多代谢活动，严重时会造成脑细胞的损害，甚至昏迷
- 平时应维持血糖的稳定，以保护好体内的每一根血管

一、血糖在人体中的作用

人体血液中的糖（大部分是葡萄糖）统称为血糖。体内所需的能量多由葡萄糖提供，所以血糖必须保持一定的浓度才能维持体内各组织、器官的需求。

糖是身体必不可少的营养成分之一，是机体能量的来源。人们摄入米面、果蔬等食物，经过消化分解为单糖（如葡萄糖等）进入血液，运送到全身。如果暂时有剩余，就可转化为糖原贮存在肝脏与肌肉中，除此之外，其他多余的糖则转变为脂肪贮存起来。

当食物消耗完毕，贮存的肝糖原即成为糖的来源，被分解以维持正常的血糖浓度。在剧烈运动或长期没有食物补充的情况下，肝糖原消耗完时，细胞将分解脂肪来供应能量。

人体的大脑与神经细胞必须由糖提供能量，必要时人体将分泌激素，把体内的某些组织（如肌肉、皮肤甚至脏器）中的蛋白质转化为糖，以保证大脑和神经细胞的能量供应。

正常人的空腹血糖在 3.9～6.1mmol/L 区间波动，通常餐前血糖略低，餐后血糖略高，餐后两小时的血糖应低于 7.8mmol/L。人体有饥饿、倦怠、疲乏感时，血糖约在 3.9mmol/L；当血糖低至 3.6mmol/L 时，就会饥肠辘辘，若不及时进食，血糖继续降低，会产生低血糖的系列症状：眩晕、虚弱、心律失常、两腿发软甚至呕吐。若补充食物后症状仍未见缓解，随即会逐渐出现意识混乱不清、反应迟钝、暴躁易怒、情绪低落等脑缺氧症状，此时必须及时就诊。

当血糖浓度过高时，胰腺会增加胰岛素的分泌，血糖便相应降低。

若长期摄入过多的糖，胰腺则会因大量分泌胰岛素而呈疲态，长期如此便会导致胰腺功能衰退，不能足量提供机体代谢所需的胰岛素，从而导致血糖水平无法有效控制，进而形成高血糖，最终可能会发展成糖尿病。

二、高血糖的危害

正常人的空腹血糖应低于 6.1mmol/L，餐后 2 小时血糖应低于 7.8mmol/L，若高于这一标准，则称为高血糖。出现糖尿病的相关症状如烦渴多饮、多食、多尿、不明原因的体重下降，且空腹血糖浓度高于 7.0mmol/L，或随机血糖浓度高于 11.1mmol/L，就可以诊断为糖尿病。

正常情况下，人体可以通过激素与神经调节这两大调节系统确保血糖的供给与消耗的平衡，使血糖维持在一定浓度。但是，在遗传因素（有糖尿病家族史者）与环境因素（如不合理的膳食、肥胖）的共同作用下，两大调节系统功能发生紊乱，就会出现血

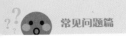

糖浓度的升高。

如果血糖超过 8.89mmol/L，一部分葡萄糖就会随尿排出，进而出现尿糖的情况。

短时间、一过性的高血糖对人体损害不大。在应激状态下或情绪激动、高度紧张时，会出现短暂的高血糖；一次进食大量的糖或含糖食物，也会出现短暂的高血糖。

长期的高血糖会使全身各组织、器官发生病变，产生各种急、慢性并发症，且可出现下列病理生理改变。

1. 脱水及高渗性昏迷

高血糖可导致大量葡萄糖随尿排泄，引起渗透性排尿，导致机体脱水。脱水会增加细胞外液的渗透压，水分由细胞内向细胞外转移引起细胞内脱水，脑细胞脱水会引起脑功能紊乱甚至昏迷，临床上称为"高渗性昏迷"。

2. 电解质紊乱及酸中毒

血糖高时，患者的尿量明显增加，大量电解质随尿排泄，进而导致体内电解质紊乱。同时，因为高血糖患者存在糖的利用障碍，往往通过分解脂肪产生能量，伴随着脂肪分解，酮体生成增加，此现象被称为"糖尿病酮症酸中毒"。

3. 代谢紊乱

糖、脂肪、蛋白质是新陈代谢的三大基础物质，高血糖打破了人体代谢系统的平衡，使整个代谢系统出现紊乱。

4. 胰岛功能衰竭

高血糖对胰岛 β 细胞具有"毒性作用"，糖尿病患者血糖浓度如果长期过高，会导致胰岛功能衰竭、胰岛素分泌更少，促使病情进一步加重。

5. 消瘦、乏力以及免疫力降低

长期高血糖状态下，葡萄糖不能被机体充分地吸收利用，从尿中大量丢失，机体通过分解脂肪与蛋白质提供能量，结果导致全身消瘦、乏力，机体抵抗力下降。高血糖并由其引发的代谢紊乱，会致白细胞功能下降，使免疫球蛋白、补体等生成能力降低，造成免疫功能下降。

6. 导致各种血管、神经等慢性病变

长期高血糖会损害血管（包括大血管与微血管）以及神经（主要是感觉神经与自主神经），导致心脑血管疾病、糖尿病肾病、视网膜病变、周围神经病变以及糖尿病足等慢性病变。

控制高血糖可以改善糖尿病的相关症状，延缓并发症出现的时间，改善生活质量，延长生存期。

三、低血糖的危害

日常生活中，人们比较重视高血糖，但对低血糖却知之甚少。其实，低血糖有时比高血糖更可怕，因为血糖过低时，机体缺乏提供能量的糖，很多代谢活动将受到抑制，特别是发生严重低血糖时，大脑由于缺乏能量，会造成脑细胞的损害，甚至昏迷。

血糖浓度低于 3.9mmol/L 称为低血糖。糖尿病患者更容易发生低血糖现象，常见的诱因有降糖药物使用不当、未按时进食或进食量过少、运动量增加、大量饮酒以及其他药物的相互作用等。

低血糖时，脑组织首先对低血糖出现反应：头晕、头痛、心悸（心慌）、出冷汗、饥饿感以及情绪不稳定如易怒等。如果血糖持续下降至低于 2.5mmol/L，便会发生"低血糖昏迷"。

糖尿病患者在治疗过程中出现下列情况：舌根发麻，说话不清，答非所问；烦躁；意识模糊；行为与习惯发生改变，有可能是低血糖的表现。

糖尿病患者尤应警惕低血糖表现，一旦发生上述症状，必须

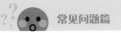

及时就诊。

低血糖很危险，该如何预防？首先，应接受正规的糖尿病知识教育，了解低血糖相关知识；其次，定期到医院就诊，避免因药物使用不当导致低血糖；再者，平时用快速血糖监测仪监测血糖，同时遵医嘱制订个体化的血糖控制目标。平时保持均衡的饮食与运动，不宜波动太大，外出或运动时随身携带含糖食品与救助卡。

出现低血糖时该怎样进行自我处理？首先，及时监测血糖，如果血糖值低于3.9mmol/L，应立即进食15～20克葡萄糖或其他无脂碳水化合物，15分钟后监测血糖，若血糖值还未达到正常，再进食15～20克葡萄糖，15分钟后再次监测血糖。若较规律、频繁地出现低血糖，应及时到医院就诊。

四、维持血糖稳定，保护自身血管

高血糖或低血糖对身体均不利，维持正常的血糖对人体健康非常重要。一旦被确诊糖尿病，更应该通过控制饮食、适度运动以及药物等方法维持血糖的稳定，改善糖尿病的相关症状，减少或延缓相关并发症的出现。

糖尿病会导致众多与血管相关的并发症，且累及全身各部位的血管，主要表现为主动脉、颈动脉、下肢动脉以及冠状动脉等血管壁的动脉粥样硬化乃至斑块形成，甚至血管堵塞，以及糖尿病性视网膜病变、糖尿病肾病等微小血管病变。

据统计，糖尿病医疗费用的81%是用于处理并发症，尤其是血管相关性并发症。

长期高血糖会导致血管壁损伤，血管壁的成分与性质发生改变，再加上可能同时存在的其他危险因素（高血压、高血脂、吸烟等），在这些因素的长期作用下，血管壁逐渐增厚、钙化，斑块形成，致使血管腔变窄。高血糖者更容易出现动脉粥样硬化，且病情进展更快，从而导致供血的相应组织、器官的缺血性病变（冠心病、脑血管病及下肢缺血等）。同时，高血糖也会增加血液黏稠度，使血流速度减缓，且血管越细的地方血流速度越慢。

糖尿病会导致微血管病变和神经系统并发症等，主要症状包括：①眼部病变，可以出现白内障，还会出现眼底出血，初期视物不清，终致失明等；②肾病，初期出现蛋白尿、肾功能减退，最终出现尿毒症；③周围神经病变；④患者常有发热表现，且有四肢麻木、虫爬、针刺以及触电等感觉，或有戴手套、穿袜子的感觉；部分患者感觉消失，对冷、热、痛的刺激毫无知觉。与非糖尿病患者相比，糖尿病患者这些情况的发生率明显增加十多倍甚至二十多倍。

高血糖会破坏人体的血管，造成血液在循环系统的流动障碍，最终导致组织、器官缺血、坏死，大多数糖尿病患者最终并非死于糖尿病本身，而是死于并发症，尤其是心脑血管疾病。糖尿病并发症往往就是因为血液循环障碍所引起的，凡有血管分布的地方就有并发症，这也是糖尿病有众多并发症的原因。

糖尿病患者应尽可能将血糖控制在正常浓度，以减少高血糖对自身血管的破坏，保护好体内的每一条血管，这样便可减少或延缓相关并发症的出现，改善生活质量，延长生存期。

随着医学的发展，控制血糖的方法越来越多，在规范日常饮食、正确使用胰岛素、坚持运动的基础上对自己的血糖进行科学有效的自我管理，同时，要保持乐观的心态，健康的生活方式，以维持血糖的稳定，保护自己的血管。

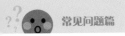

第三节

血脂

● 血脂是血浆中的中性脂肪（甘油三酯与胆固醇）和类脂（磷脂、糖脂、固醇、类固醇），即血浆中所含脂类的总称

● 血脂的升高，可引起动脉硬化，进而导致肥胖症、冠心病、糖尿病、肾病综合征，以及其他心血管疾病

● 认识血脂的重要性，了解血脂高的原因以及如何遵医嘱维持与调整血脂水平十分重要

一、血脂高的诱因

高脂血症也就是我们日常说的血脂高，是一种常见的疾病，要想有效地预防高血脂，必须了解高血脂的原因。

1. 饮食

饮食不健康，喜吃脂肪含量过高的食物（如肥肉或油炸食品），长此以往会使血浆中的脂类过多，过高地"堆积"后，形成高血脂。

2. 生活习惯

不良的生活方式与不规律的生活习惯都是引起高血脂的常见原因。比如不运动、久坐、长躺都不利于清除血浆中的脂类。

3. 吸烟、酗酒

长期吸烟与酗酒导致身心状况不良，引起免疫及其分泌机制"崩溃"。

4. 高龄

随着年龄的增长，身体多个器官的免疫能力会有所下降，从而引起肝脏对血浆内的脂质清除率降低，更易引发高血脂。

5. 遗传

高脂血症有一定的遗传概率，若家族中有患此类疾病的，一定要注意及早预防。

二、高脂血症的危害

高脂血症最大的危害是对血管的损害，而血管损害是引起动脉硬化的罪魁祸首。人体血管遍布全身，心脏、大脑和肾脏作为重要器官，其动脉硬化的危险非常大。高脂血症还会引起其他并发症，如高血压、糖尿病、肝损伤、冠心病。

三、瘦人的血脂就不会高吗

在常人的印象中，肥胖者较易患高脂血症，但事实上高血脂并非肥胖者的专利，很多清瘦者也会患高脂血症。

家族中有高脂血症病史的，遗传概率比较高；不良的饮食习惯与不佳的生活方式、长期服用某种药物（如避孕药、激素类药物）、自身患有内分泌疾病（如糖尿病、甲状腺功能减退）等均易引发高脂血症。

四、血脂高的指标怎么看

一般情况下，总胆固醇（TC）低于 5.2mmol/L，甘油三酯（TG）低于 1.7mmol/L，低密度脂蛋白胆固醇（LDL-C）低于 3.4mmol/L。这三个指标是用来衡量高血脂的标准，若其中哪个指标超出正常，那么必须警惕高血脂。

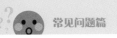

五、从不吃肥肉，为何血脂还会高

血脂高是血中胆固醇与甘油三酯升高。引起血脂升高的因素很多，单就饮食角度而言，即使不吃肥肉，但喜欢吃油炸、高热量、高糖类的食物，进食后也会转变成脂肪、胆固醇，进而引起血脂升高；另外，若体内合成的胆固醇合成过多或者胆固醇排泄困难，且代谢不完全，胆固醇蓄积也会发生高脂血症。

六、高脂血症患者的最佳食物是什么

高脂血症患者要控制热量摄入，应以限制脂肪为主，主食每天 200～250 克，不进食甜食，可适当吃鱼、豆制品、禽类、果蔬，但每餐不可过多，不可暴食，晚餐要少吃。多进食富含钙、钾的食物（如香蕉、紫菜、海带、土豆、豆制品及菇类），以促进体内钠盐的排泄，调节细胞内钠与钙的比值，降低血管的紧张性，维护动脉血管正常的舒缩反应，保护心脏。

七、除了服药，还有什么降低血脂的方法

1. "管住嘴"，少进甜食。糖能提高人体内的血糖浓度，使糖以糖原的形式存储在人体内，再转化成脂肪；减少红肉、动物内脏等高胆固醇食物的摄入；多食果、蔬与粗粮；多食鱼类；适当摄入坚果。原则就是：低热量、低胆固醇、低糖、低脂肪及高纤维饮食。

2. 饮茶。适当饮茶可以降低人体血中胆固醇与甘油三酯，加速胆固醇及脂肪的代谢。在我国古代文献的记载里就有茶可以"解油腻""去人脂"的记载。乌龙茶、绿茶有调节血脂、防止动脉硬

化的功能。

3. 加强锻炼。多运动可以降低低密度脂蛋白，降低血压，提高胰岛素的敏感性，控制体重。

4. 改善睡眠。睡眠不足会引起血中胆固醇含量增高，增加心脏病的发生风险。

5. 学会减压。压力过大也会导致胆固醇含量增高。

6. 吸烟与饮酒等不良的生活习惯也会引起血脂升高，这些状况一定要纠正与控制。

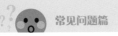

第四节

动脉硬化

- 动脉硬化又称为动脉粥样硬化，就像是在动脉血管的内壁上附着的"锈斑"，并且向血管腔内缓慢生长进而使得管腔变窄、血管弹性减低，最终导致动脉完全堵塞
- 动脉硬化可引起相应的疾病：脑梗死、心肌梗死、肾梗死、下肢栓塞等。
- 吸烟、高血脂、高血压、高血糖以及高尿酸是造成动脉硬化的罪魁祸首，俗称"五毒"
- 良好的饮食习惯与健康的生活方式可以减少动脉硬化的发生及进展

一、动脉硬化就是动脉变硬了吗

颈动脉硬化、冠状动脉硬化、下肢动脉硬化……面对这些体检报告单上的"常客"，很多人会出现这样的疑问："动脉硬化是怎么回事，是血管变硬了吗？"

就某种程度而言，所谓的动脉硬化其实就是我们人体的动脉血管变硬了。动脉硬化的共同特点就是动脉管壁增厚变硬、失去弹性以及管腔缩小。

二、硬化的动脉与正常的动脉有什么区别

首先，我们需要了解一下血管管壁的结构：人体血管的管壁好似"夹心饼干"，通常是由内膜、中膜、外膜组成。正常的管壁

就如同橡皮管一样，具有一定的弹性，不同粗细的动脉弹性不同。动脉管壁弹性的强弱主要取决于管壁内膜和中膜的厚度。其中胸主动脉、腹主动脉等大动脉的弹性最好。

正常的动脉管壁是富有弹性的，动脉硬化大多为动脉粥样硬化，其最初病变的表现就是动脉内膜被破坏，包括脂质沉积、纤维组织增生以及钙化、斑块形成；之后逐渐出现动脉中膜的退变，造成内膜、中膜弹性的破坏，从而引起动脉管壁弹性的减弱。

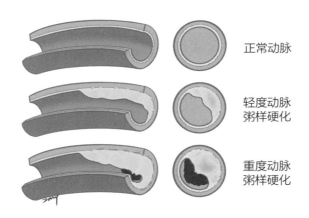

正常动脉

轻度动脉
粥样硬化

重度动脉
粥样硬化

因此，动脉硬化逐渐加重的过程也就是动脉弹性逐渐退化的过程。最终人体的动脉就好比具有弹性的"橡皮管"逐渐变成了无弹性的"钢管"。

三、动脉为什么会硬化

以往，人们常说动脉硬化是"富裕病"，但其实动脉硬化与每个人都密切相关，无论贫富。有研究指出，45岁以后人的动脉就出现比较明显的变化，70岁以上的老年人几乎都有动脉硬化现象，仅是程度不同。

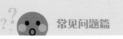

动脉硬化是多种因素作用于不同环节所致，这些因素被称为危险因素，主要的危险因素列举如下。

1. 年龄、性别

本病多见于40岁以上的中、老年人，49岁以后进展较快，但也曾发现一些青壮年的动脉有早期的粥样硬化病变，提示这个时期病变已经开始。近年来，动脉硬化发病年龄有年轻化趋势。男性的发病率高于女性，但女性在更年期后的发病率增加。

年龄与性别是不可改变的危险因素。

2. 高脂血症

高脂血症脂质代谢异常是动脉粥样硬化最重要的危险因素。总胆固醇（TC）、甘油三酯（TG）、低密度脂蛋白（LDL）增高，高密度脂蛋白（HDL）下降都被认为是危险因素。在体检报告中，需要对以上血脂指标加以关注。

3. 高血压

血压升高与动脉硬化密切相关。60%～70%的冠状动脉粥样硬化伴有高血压，高血压患者动脉硬化的发生率较正常者高3～4倍。

4. 吸烟

吸烟者与不吸烟者比较，动脉硬化的发病率与病死率增高2～6倍，且每天吸烟的支数越多风险越高，被动吸烟（二手烟）同样也是危险因素。

5. 糖尿病

据统计，糖尿病会使动脉硬化的发生率增加2～4倍，且病变进展迅速。

除了以上五个最危险的因素，其他危险因素还有肥胖、从事体力活动少的工作、性格急躁、高热量饮食、遗传等。

由上可知，动脉硬化并非年长者的专属，而与平日的生活、饮食习惯密切相关。

四、别不信，动脉硬化真的很可怕

随着人们生活水平的不断提高，动脉硬化的发生率较为常见。

动脉硬化是心脑血管疾病的基础，据统计，每年我国有将近 54 万人因为该病而失去生命。可见，动脉硬化已成为危害人类身体健康的重要杀手。

知己知彼，百战不殆。动脉硬化真的很可怕，它是一种累及全身的疾病。它可累及人体主动脉、冠状动脉、颈动脉、脑动脉、肾动脉、肠系膜动脉和四肢动脉等全身动脉。

五、动脉硬化会有什么临床表现

动脉硬化症状缺乏典型特征。重点需要关注的是不同的血管因动脉硬化而引起的不同症状。

1. 主动脉粥样硬化

主动脉是我们人体从心脏发出来的最粗的血管。主动脉粥样硬化大多数患者无特异症状；部分患者可出现主动脉弹性降低的表现，如收缩压升高。如果对这部分患者行 X 线检查可能会发现血管钙化。

由于主动脉是我们人体最粗的动脉，一旦主动脉出现问题后果非常严重。主动脉粥样硬化最凶险的后果是动脉管壁破坏及弹性下降从而形成主动脉瘤。主动脉瘤就像我们人体的"炸弹"，一旦破裂，可迅速致命（详见血管疾病知识篇第十一讲内容）。此外，在动脉硬化的基础上也可发生主动脉夹层，将动脉血管壁一分为二，"厚膜"变成了"薄膜"，同样十分凶险（详见血管疾病知识篇第十二讲内容）。

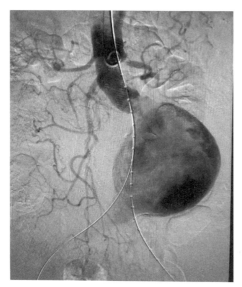
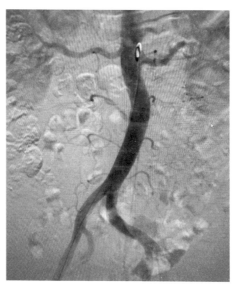

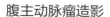

腹主动脉瘤造影 　　　　　　正常的腹主动脉造影

2. 冠状动脉粥样硬化

提到冠状动脉粥样硬化，就不得不提冠状动脉粥样硬化性心脏病（简称"冠心病"）。冠心病是指冠状动脉粥样硬化出现血管腔狭窄或者阻塞导致心肌缺血、缺氧或者坏死而引起的心脏病。多层螺旋 CT 冠状动脉成像（简称"冠状动脉 CTA"，computed tomography angiography，CTA）可帮助我们发现狭窄的冠状动脉。

冠心病是目前在心血管疾病中发病率最高、日死亡率最高的一种心脏病，称之"夺命杀手"也不为过。冠心病的可怕之处就是平时我们容易忽视，而症状会突然出现，很多时候甚至直接出现心肌梗死，瞬间夺走患者的生命，让人防不胜防。

冠心病最常见的症状就是胸闷、胸痛，可简单地分为 5 类：①隐匿性冠心病（最可怕）；②缺血性心脏病（最易忽视）；③猝死性冠心病（最突然）；④心绞痛（非常普遍）；⑤心肌梗死性冠心病（极其可怕）。

3. 颅脑动脉粥样硬化

提起颅脑动脉粥样硬化，可能很多人还不熟悉，此类疾病最常见的是颈动脉硬化。而谈起颈动脉硬化大家可能会有点陌生，但提起"脑卒中"相信大家都有所了解。颈动脉硬化就是导致"缺血性脑卒中"的重要原因之一。颈动脉硬化狭窄可通过颈动脉彩色多普勒超声检查发现。

严重的颈动脉硬化会出现血管狭窄导致脑供血不足，甚至局部血栓形成或者斑块破裂，碎片脱落造成脑梗死等脑血管意外；长期慢性脑缺血可造成脑萎缩，严重者发展为痴呆（阿尔茨海默病）。

4. 肾动脉粥样硬化

严重的肾动脉硬化可出现肾动脉狭窄，引起顽固性高血压。中老年人突然出现高血压时，应考虑发生肾动脉粥样硬化狭窄的可能。长期的肾缺血可导致肾萎缩并发展为肾衰竭。

5. 肠系膜动脉粥样硬化

严重的肠系膜动脉粥样硬化可出现肠系膜动脉狭窄闭塞引起肠缺血。而肠缺血可出现消化不良、便秘、腹痛等症状。如果肠系膜动脉突然完全堵塞（并发血栓形成）可出现剧烈腹痛，严重者会导致肠坏死。

6. 四肢动脉粥样硬化

四肢动脉粥样硬化以下肢多见。严重的下肢动脉硬化可出现动脉狭窄引起下肢缺血表现，俗称"老寒腿"。早期可以出现下肢发凉、怕冷症状；严重者可以出现典型的"间歇性跛行"症状，即走一段路感觉小腿酸、胀、疼痛，休息后消失，再走相同距离出现相同症状。疾病发展到最后可能会出现下肢不走路也疼痛甚至肢体坏死。

总之，动脉硬化会造成身体各个部位出现问题，其中以心脏冠状动脉粥样硬化、颅脑动脉粥样硬化最为危险。生活中，一旦

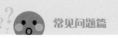

发现自己一个部位出现了动脉硬化，就应该重视对其他部位动脉的筛查。只有早发现、早治疗才能让动脉硬化并不那么可怕！

六、动脉硬化可逆吗

动脉硬化在中老年人群中很常见，很多人会有困惑，"动脉硬化可逆吗？"在这里要告诉大家，其实动脉硬化在早期还真的是可以逆转的，至少有办法可以延缓动脉硬化的进展。但是，动脉硬化一旦发展到一定程度，特别是出现了钙化、斑块，就不可能逆转了。

七、如何逆转或者延缓动脉硬化

想要延缓动脉硬化进展，就需要对可控的危险因素下"狠手"了。

1. 控制基础疾病

（1）控制高血压：高血压是动脉硬化的重要危险因素。研究表明，高血压患者的动脉硬化发生率明显高于正常人。因此严格控制高血压是延缓动脉硬化进展的基础。

（2）控制糖尿病：糖尿病可以使动脉硬化的发生率增加 2～4 倍，其中女性糖尿病患者发生动脉硬化的风险是男性患者的 2～3 倍。血糖的控制对于动脉硬化的治疗也非常重要。

（3）控制高血脂：研究表明，高脂血症可以增加冠心病、心肌梗死和其他心血管病的风险，与动脉硬化的形成密切相关。遵医嘱服用他汀类等降血脂药物可延缓甚至逆转部分动脉硬化。

2. 改变生活习惯

（1）戒烟：香烟中的尼古丁可让"坏"胆固醇（低密度脂蛋

白）增高，"好"胆固醇（高密度脂蛋白）降低；同时使血压升高，加速动脉粥样硬化发生。

（2）清淡饮食：高油脂饮食，容易造成摄入的热量超标以及血糖、血脂升高，血管壁上逐渐形成小斑块，让血管通道变窄，加快诱发动脉粥样硬化。

（3）少熬夜：熬夜会打乱生物钟，使机体分泌过多的肾上腺素和去甲肾上腺素，从而使血管收缩、血流减慢、血液黏稠度增加，加速动脉硬化形成。

（4）少生气：脾气暴躁、爱生气会增加动脉硬化的风险；也更容易导致血管中的斑块破裂，造成脑梗死、心肌梗死等严重后果。

（5）限制饮酒：酒精会引起血压上升、心跳加速，增加心肌耗氧。更重要的是可促使动脉硬化的软斑块破裂，造成血栓形成。

总之，部分早期动脉硬化可逆，但需要早发现、早干预。只有良好的生活习惯才能使我们与动脉硬化保持"距离"。

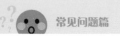

第五节

胸痛

- 致命胸痛有三种：要命心梗排首位，心绞闷痛最典型；夹层撕开主动脉，胸背撕裂剧烈痛；肺梗就是肺栓塞，呼吸困难伴晕厥
- 无论哪一种胸痛，均应到医院就诊，及时得到诊治

一、什么是心梗

"心梗"一词可谓人尽皆知，全称为心肌梗死。心肌梗死、心绞痛是排名第一的致死性胸痛。该病以中老年人为主，男性居多，动脉硬化是其主要原因。

胸痛部位主要在前胸，尤在左侧。主要表现为闷闷的痛或绞起来的痛。若发作数分钟（最长十几分钟）可自行缓解的，往往是冠心病导致的短暂性缺血；疼痛感不能缓解的，往往会引起心肌梗死，即心脏肌肉坏死。

如果大面积心肌梗死，心脏无法工作，就会导致心脏的衰竭、死亡。如发现胸痛异常，患者须即刻就诊，且途中不能加重自身负担。例如，曾出现过患者发现胸部不适，自行骑自行车赶往医院，在途中因心梗不幸身亡。

即使是短暂性缺血导致的心绞痛，也应该引起高度重视，立即就诊。因为心绞痛是心脏拉响的警报，一旦疼痛感严重后就可能是心肌梗死。大面积心肌梗死患者到医院后，心电图上会出现心肌梗死或心肌缺血的图像。

二、什么是主动脉夹层

主动脉夹层是指主动脉管壁被血流片状撕开，形成管壁内、外分离的夹层，主要以中年男性为主，常见原因是剧烈波动的高血压。

主动脉夹层除前胸部疼痛外，还可放射至后背甚至腰、腹部疼痛。这种疼痛具有撕裂感，难以忍受，在疼痛评级中可达最高级别；之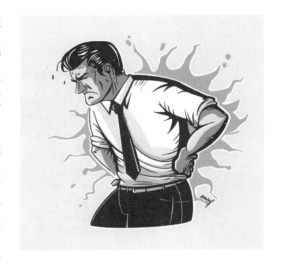所以痛感剧烈，是因为整个主动脉壁被撕裂了。由于这种撕裂会沿主动脉轴由上往下发展，故此疼痛会从前胸延至后背直达腰背部。

胸痛并有如上所述感觉者必须即刻送往医院。因为主动脉壁一旦撕裂后，会导致大出血，数分钟内即可死亡。本病心电图往往没有心肌缺血的图像显示，只有通过增强 CT 才能明确诊断。

三、什么是肺栓塞

肺栓塞是指肺动脉被血栓或羊水等堵塞了，会引发胸痛。

有这类胸痛感觉者，往往与较长时间的卧床以及多日未下地走动有关。具体可表现为整个胸部的闷痛，且伴有呼吸困难、喘息，还会时常晕倒。病因大多为来自下肢的静脉血栓堵住了肺动脉。而长时间卧床、不活动，往往会导致下肢形成血栓。简单讲就是流动的血液慢慢转变成若干血块（血栓），血块脱落随着血流进入肺动脉，堵住后就造成肺栓塞。

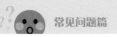

若这个血块非常大，发病者可能来不及送往医院便会死亡。若血块较小，送到医院可能还有生还的机会。肺栓塞与心梗的区别是肺栓塞的心电图往往正常，要通过增强 CT 才能帮助确诊。

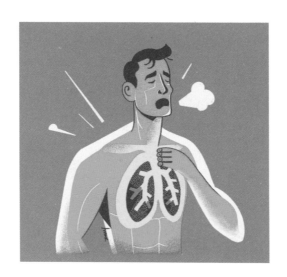

以上三类致死性胸痛都是非常凶险且急迫的疾病，但是若能及时送到医院并能明确诊断，还是有时间与条件抢救的。

四、不致命的胸痛是否要及时就诊

引起胸痛的原因有很多，其中不少是比较严重的疾病，因此即使是相对轻微、不致命的胸痛也要到医院及时治疗。此处仅列举十种病症。

1. 肺炎

严重的肺炎会引起单侧或双侧胸痛。

2. 肺癌

病灶出现在哪一侧，哪一侧就有可能出现胸痛。

3. 胸膜炎

胸膜上的神经非常多，容易引起痛觉。

4. 气胸

这个疾病大家很熟悉，胸腔"漏气"了，引起胸痛。

5. 纵隔肿瘤

纵隔在胸部的正中，长肿瘤也会引发胸痛。

6. 心包炎

心包是心脏的衣服，发炎了胸部正中会痛。

7. 胆囊炎

胆囊并非在胸部，但是胆囊炎症会刺激神经可以牵扯放射到右背痛，有些人会觉得右侧胸口痛。

8. 带状疱疹

带状疱疹是病毒引起的，是沿着胸部的神经发出来的疱疹，非常疼痛！

9. 胸椎病

胸椎出现一些病症，"压"住了神经，就会胸痛。

10. 肋软骨炎

肋软骨容易发炎，哪里发炎哪里痛，同时会放射导致胸痛，但却是无关紧要的胸痛。

只要不是一过性的胸痛，无论是隐隐发作的，或是时断时续的，抑或日益加重的，都须及时就诊，以便早治。

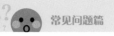

第六节

腹痛

- 血管疾病也会导致腹痛，严重者还会致命
- 腹腔里的血管好比输油管道，一旦破裂或者堵塞，就会引起"血管源性急腹症"
- 腹主动脉瘤犹如"不定时炸弹"，很少能被及时发现，一旦破裂则异常凶险
- 急性肠系膜上动脉缺血，虽然腹痛明显，但却无压痛等明显的腹部体征，极易漏诊与误诊
- 保护血管，重在预防；戒烟、运动、健康饮食很重要

一、血管源性急腹症会致命

在常人眼里，腹痛最常见的原因是着凉了、吃坏了，大不了也就是"胆囊炎""阑尾炎"，最严重莫过于"胰腺炎""肠梗阻"。其实，腹痛的病因各异，其中就包括血管疾病引起的腹痛，又称"血管源性急腹症"，这类腹痛严重时不仅会致命，关键是有一些医生都从未遇到过，一旦误诊或漏诊，后果不堪设想。

"肚子痛也会有生命危险！"区区肚子痛，怎会要人命？然而从临床医生角度来看，腹痛常常是个巨大的"坑"，一旦不幸"入坑"，患者可能危在旦夕，特别是"血管源性急腹症"。

不少腹主动脉瘤患者最初并无症状，它就像一颗"不定时炸弹"藏在人体内，未破裂时可相安无事，一旦瘤体逐渐增大甚至破裂，就会出现剧烈腹痛或腰痛，严重者立即出现休克，甚至没到医院就不治身亡。人们熟知的科学家爱因斯坦就是死于腹主动脉瘤破裂！

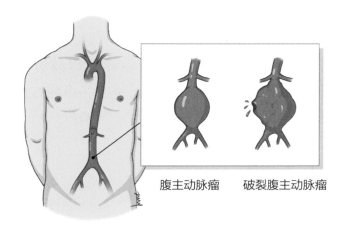

腹主动脉瘤　　　破裂腹主动脉瘤

二、凶险的腹主动脉瘤破裂

腹腔里的血管除了"变"动脉瘤以外，还可能因动脉硬化、血栓形成或栓塞等原因致血管堵塞，进而导致内脏缺血，也会引起剧烈的腹痛。如心房颤动患者就会因心脏血管内的栓子脱落导致内脏动脉栓塞，这种动脉栓塞导致的脾梗塞、肾梗塞（这两个部位的栓塞如果及时处理不一定会梗死，尤其是脾脏）都会引起腹痛，而肠管的动脉栓塞则更为凶险，一旦贻误治疗时机，常会导致肠坏死、肠穿孔以及感染性休克而危及生命！

三、哪些血管疾病可引起腹痛

在人们的印象中，所谓血管疾病就是心脑血管疾病，比如"冠心病""高血压"以及"脑梗死"，至于腹痛与血管疾病的关系，可能闻所未闻。

其实这个关系很好理解，腹腔内所有脏器都是靠动脉提供氧气与营养，靠静脉送走二氧化碳与"垃圾"，肠道也要靠血管来吸

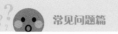

收营养物质。当这些血管出现问题，"腹痛"可能接踵而至。

常见的血管源性急腹症有两种情况：①腹部血管本身出了问题引起腹痛，如腹主动脉瘤破裂、内脏动脉瘤破裂或腹部卒中等；②血管出了问题，继发内脏缺血而引起的腹痛，如脾梗塞引起的左上腹痛，肠系膜上动脉供血不足（栓塞或夹层）导致脐周或全腹剧痛。

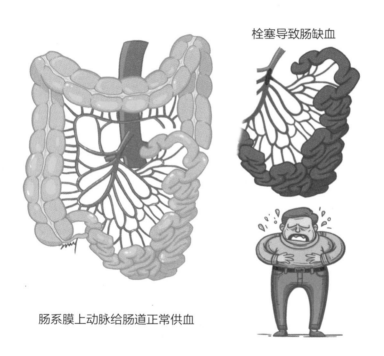

栓塞导致肠缺血

肠系膜上动脉给肠道正常供血

动脉瘤破裂险象环生，但只要及时就诊，诊断相对容易。难就难在有些血管源性急腹症者，虽然腹痛明显，但检查时却无压痛等明显的腹部体征，比如肠系膜上动脉栓塞或夹层引起的缺血，表现出"腹痛症状与体征严重不相符"的特点，而易被忽视，一旦贻误诊断与治疗，后果严重。

四、出现腹痛时，该怎么办

只要出现腹痛，就是一句话——及时就医！

日常生活中，除非突发剧烈腹痛，很多人对腹痛的表现往往是能忍则忍。常有腹痛发生了好长时间才就诊者，而有些情况，后果虽不致命，但会增加治疗难度，进而影响患者自身的健康、工作与生活；若是遇到"血管源性急腹症"，则后果可能不堪设想。

对于急腹症，大多医生会根据病史与体检，先有个初步判断，然后选择适当的理化检查及辅助诊断，再根据检查情况选择药物治疗、手术或微创介入手术。

就患者而言，出现腹痛，一定不要先入为主，自以为是什么毛病；或者觉得这次与之前某次腹痛类似，还是老毛病；更有甚者，指导医生去做检查、挂盐水……腹痛是很复杂的问题，找出腹痛病因的过程往往充满艰辛，而一旦明确诊断后，治疗也须争分夺秒。

"专业的事交给专业的人去做"，一旦出现腹痛，及时就医方为上策！

五、如何预防血管源性急腹症

保护血管，重在预防。呵护血管健康，防止动脉粥样硬化，防止血管源性急腹症，需要从每一天的健康生活做起。

1. 不再吸烟

重要的事说三遍，戒烟！戒烟！戒烟！

吸烟主要是损害动脉壁，尤其是血管内皮，与动脉粥样硬化的发生与发展密切相关。戒烟对于保护血管而言，可谓重中之重。

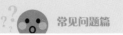

2. 适量运动

运动能改善运动耐量，增加侧支循环，让血管更加年轻化。建议以有氧运动为主，无氧运动为辅。步行、慢跑、骑自行车以及游泳等都有帮助，但应循序渐进，科学运动。

3. 科学饮食

年轻时不要暴饮暴食、饮食不规律；人到中年后，饮食宜清淡，少食钠盐，少食或不食高胆固醇、高嘌呤食物，控制主食，多食果蔬，从饮食源头来防止动脉粥样硬化的发生与发展。

4. 体检与心理干预

定期体检，一是可以及时与准确评价身体状况，二是可以早期发现一些隐匿性或无症状的腹部血管疾病。正确认识疾病，树立乐观态度，保持心情舒畅，避免忧郁悲愤，消除恐惧心理。

5. 注重基础疾病治疗

有效控制血压、血糖、血脂；遵医嘱，按时服药，每天监测血压，定期复查血糖与血脂，为血管健康提供一个良好的微环境。有心房颤动等病况要到心内科就诊，必要时口服抗凝剂等药物，防止栓塞事件的发生。

第七节

腿凉、脚凉

- 年龄大了，走路困难，除了腰椎和关节问题外，还要警惕动脉堵塞
- 足背脉搏的触摸，是简单实用的早期诊断方法
- 动脉硬化、血栓栓塞和脉管炎是常见下肢动脉堵塞的原因

一、血管疾病是如何影响走路的

我们都知道，运动需要肌肉收缩带动关节、骨骼来达成。而肌肉收缩需要"动脉 - 毛细血管 - 肌肉细胞"这一途径提供营养和氧气。就像军队的粮草运输一样，粮草充足，军队无后顾之忧；粮草不足，军队就无法打仗，甚至无法生存。

当下肢动脉狭窄或堵塞时，肌肉供血不足。与休息状态相比，肌肉在人行走或运动时需要更多的血液供应。在病变早期，下降的血液供应虽然够休息时的用量，但是无法支持持续行走，这时就会出现行走时肌肉因缺血而疼痛，无法继续行走，必须休息一会儿。而在休息的时候，肌肉消耗减少，相对不缺血了，疼痛就会消失，又能继续行走。这就是走路停歇的原因，特点是休息后还能走同样的距离，停歇的间隔基本相同。如果供血不足进一步加重，就会出现休息时也疼痛，甚至组织和肌肉坏死，导致截肢。

二、如何发现走路停歇是跟血管有关

动脉堵塞不仅会造成走路停歇（肌肉供血不足），往往还同时

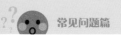

伴有肢体发凉（皮肤供血不足）、麻木（末梢神经供血不足），以及足部动脉脉搏微弱或消失等表现。结合上面的症状，再触摸一下，足部皮肤发凉，足背动脉的脉搏跳动不好，就要考虑动脉堵塞的可能，这时去血管外科的专科门诊检查一下，或者做个下肢动脉超声就可以初步确诊了。

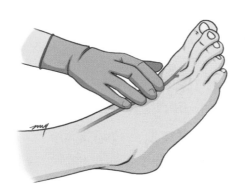

三、哪些血管疾病会导致下肢肌肉供血不足

动脉硬化、动脉栓塞、脉管炎都是常见的造成动脉堵塞的原因，不同疾病的发病情况也有所不同。

1. 下肢动脉硬化闭塞症

随着生活水平的提高，人们吃得越来越好，高血压病、糖尿病、高脂血症的发病率越来越高，与之相关的动脉硬化疾病的发病率也逐年增高。

脂质沉积到动脉血管的内壁形成斑块，斑块逐渐增大就会造成动脉管腔狭窄甚至闭塞，从而造成供血不足甚至严重缺血，引起组织坏死。冠心病、脑梗死都是动脉硬化闭塞造成的。

走路时下肢的停歇就跟活动后心绞痛一样，都是运动增加后肌肉供血不足的表现，可以称为"腿绞痛"，如果再加重，就像心梗一样有"腿梗"截肢的风险了。

人们常说的"糖尿病足"主要原因就是糖尿病引起的动脉硬化闭塞。

2. 急性动脉栓塞

常见于有心房颤动的患者，心房内形成的血栓突然脱落，堵塞下肢的动脉，造成突然性的下肢发凉、麻木、疼痛，无法走路，甚至很快出现肢体青紫和坏死。这种情况发病很急，需要争分夺秒地就诊，尽快手术取出血栓、疏通血管。

3. 血栓闭塞性脉管炎

往往发生在青壮年的男性，与吸烟和寒冷工作有一定关系，表现为下肢小动脉出现血栓和炎症，早期造成走路停歇，加重后出现严重的静息痛和肢端坏死。

第八节

下肢水肿

- 腿肿多表现为皮肤软组织的水肿
- 腿肿可以是全身症状的一部分，这种状况往往也是系统性疾病如心功能不全、肾功能不全、甲状腺功能减退、肺源性心脏病或低蛋白血症等所引起
- 血管疾病相关的腿肿往往与浅静脉曲张、深静脉瓣膜功能不全、深静脉血栓形成及其后遗症、髂静脉狭窄、巴德 - 吉亚利综合征（下腔静脉狭窄闭塞）等相关
- 部分腿肿是生理性的，比如妊娠（怀孕）期间；也有不明原因的水肿
- 腿肿的治疗必须针对病因，不可盲目利尿，也不可单纯依赖卧床静养；血管疾病相关的部分腿肿需手术治疗

一、"腿粗"就是"腿肿"吗

许多年轻女性特别注意自己的腿部，总觉得自己"腿粗"，甚至有时为此专程到门诊挂号咨询，问医生自己的腿是不是"肿"了。每个人体型不同，如腿型看上去有点儿粗，也不一定是"腿肿"了。真正的"腿肿"，称为"水肿"，手指按压后有明显的凹陷；另外，有些

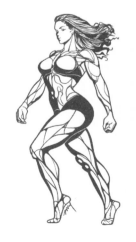
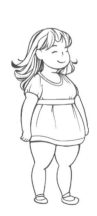

外观呈"橘皮"或"象皮腿"样的水肿，凹陷常常不太明显。

二、腿肿了，是否与寿命有关

部分就诊的人对腿肿十分恐惧，缘于"听老人说"，腿肿了是濒临寿限的标志。事实上，这个说法毫无科学依据，临床上大部分腿肿的原因各异，也都有相应的治疗措施。如肿瘤晚期，心脏、肾脏或甲状腺等多器官系统疾病出现的部分腿肿，只是全身水肿或其病情的部分外在表现，通常还伴有其他明显的症状或辅助检查（如超声、CT）结果的异常，根本原因还在原发病，绝不可简单地与寿命联系起来。

三、早上挺好，为什么到下午就感觉腿酸胀难受

这种现象，是血管外科比较典型的慢性静脉功能不全的临床表现。这种功能不全，主要是下肢静脉内的瓣膜关闭不全，导致静脉内血液逆流而出现上述症状。

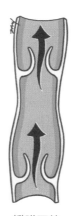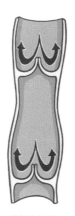

瓣膜开放　　　　　瓣膜关闭

所谓瓣膜，其作用很像生活中的"单向阀门"，类似洗衣机进水龙头上安装的装置，有血液逆流时瓣膜便会关闭防止逆流产生。当瓣膜关闭不全时，逆流就产生了，最常见的静脉曲张就是如此。除了这种外观明显的浅表静脉问题，深层的静脉血管也会存在功能不全，还有小腿肌泵功能减退等因素导致出现症状。若之前患过下肢静脉血栓，也可因为静脉血栓后遗症出现酸胀不适，大多下肢水肿也会比较明显。

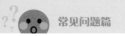

四、怀孕期间腿肿了，生产后能好吗

怀孕中期以后（尤在孕 6 个月后），许多孕妇会出现下肢水肿的现象。这种现象与孕妇身体中的部分激素水平变化、血液容量变化、增大的子宫压迫下肢静脉等因素有关系，绝大多数是生理性的，不是疾病。所以，孕期产生的腿肿大多是可以恢复的。当然，孕妇应该注意营养均衡，补充蛋白质，而且千万不能因为"水肿"不喝水！

孕妇还应养成好的生活习惯，避免久坐、久站，间断抬高下肢，穿着医用弹力袜等可以减轻腿肿、促进恢复。还有很重要的一点，按照规定时间产检，因为少数腿肿与妊娠高血压有关；如果腿肿不对称，要警惕静脉血栓，应及时到血管外科就诊。

五、单侧下肢水肿的原因

卧床时间长、长途旅行、饮水量太少、腹泻脱水、手术或其他疾病引起活动受限等情况，或患有恶性肿瘤者出现单侧下肢突然肿胀，应该予以重视。这种情况有因疾病（如静脉血栓和炎症、感染等疾病因素）引发的可能性，必须及时到血管外科就诊。

出现单侧下肢水肿，自己可先用卷尺量一下膝关节上下各 15 厘米的腿部周径，如果相差超过 3 厘米，或者伴有胸闷、胸痛、呼吸困难等不适症状，更应该立即就医。

六、腿肿了，可以按摩吗

一般来说，腿肿进行按摩缓解症状其效果是不太理想的。因部分疾病引起的腿肿，尤其是血管外科常见的静脉血栓，早期是绝对禁止按摩的。一旦发现腿肿，不能自行或找按摩师进行按摩，必须即刻就诊以免耽误治疗时机。

七、腿肿了，能否用热水烫脚

许多中老年人包括一些年轻人，喜欢在晚上睡前烫烫脚，即热水泡脚，以起到缓解疲劳的作用。有些人在出现下肢水肿时，则更喜欢烫脚、泡脚，觉得可以消肿……还有一些媒体文章介绍生姜、红花或盐水泡脚等方法。这些方法对于健康人的保健养生是有一定意义的，可以缓解疲劳、促进睡眠，但这些并非真正治疗疾病的方法。老年人往往合并动脉硬化，不适合水温太高（建议40℃以下），而对于血栓、静脉曲张这类情况，泡脚更无裨益，应该及时到血管外科就诊。

八、腿肿了，只能卧床静养吗

日常生活中很多人有这样的体验：长时间坐着或者运动劳累后感觉腿部酸胀不适，平卧抬高或垫高下肢后不适感有所减轻；长时间站立或坐位后腿部有轻度水肿，通过抬高或垫高下肢可获得缓解。

但是，腿肿了卧床越久越好，这是一种认识误区。事实上，腿部的肌肉尤其小腿的肌肉就像人体的"第二心脏"，起着重要的泵血功能，过长时间的卧床则会使肌肉的泵血功能减弱，血流速度明显减慢，反倒有诱发静脉血栓的风险。

所以，在经过一定时间的坐位或站立后，平卧及抬高下肢是有益的，但是应该交替变换姿势状态，保持适当活动。单侧下肢的肿胀或平卧抬高下肢对症状缓解不理想，应该及时到血管外科就诊。

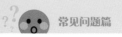

九、腿肿能用利尿药吗

"腿肿"在日常生活中并非罕见，其发生的原因各异：有正常生理阶段如孕期导致的，有正常生理功能减退如瓣膜功能不全导致的，也有静脉血栓或慢性静脉闭塞引起的，还有降压药、降糖药、激素等药物的副作用引起的。上述状况均不宜甚至禁用利尿药。

谨记：一旦发现下肢水肿切不可擅自用利尿药，尤其是静脉血栓，擅用利尿药还会加重病情，必须遵医嘱。

十、部分下肢水肿应该找血管外科就诊

除了内科基础疾病，如心脏、肾脏、甲状腺等器官出现的疾病，肿瘤引起的腿肿和药物相关的腿肿可以首先到原内科基础疾病所属科室就诊外，非局限于关节部位的腿肿，均可以首先到血管外科就诊。常见病症包括下肢静脉曲张、深静脉瓣膜功能不全、深静脉血栓及其慢性后遗症、下肢静脉狭窄闭塞、腹部下腔静脉闭塞、丹毒或下肢感染性病变等。

第九节

老烂腿

- 老烂腿多表现为小腿中下 1/3 广泛色素沉着及皮肤溃疡
- 老烂腿大多不代表坏死
- 老烂腿大多与下肢静脉回流障碍相关，而非动脉缺血所致
- 引起下肢静脉回流障碍的原因不仅在下肢，也可能位于腹部甚至心脏
- 关于老烂腿的治疗，大多数需要在血管外科进行静脉相关手术治疗
- 静脉回流障碍需要改善生活习惯、适量运动以及物理治疗等配合

一、老烂腿需要截肢吗

民间说的"老烂腿""臁疮腿"均为俗称，医学上称为"静脉淤积性溃疡"，多发生在小腿中下 1/3 处，表现为小腿中下 1/3，有广泛色素沉着（一般是灰黑色、黑色）及皮肤溃疡。许多人看到腿部的这种现象，认为一定是坏死了，应该截肢了。事实上，在门诊的血管外科医生经常会看到这类现象。这是由于长期静脉回流障碍及静脉高压引发的皮肤营养障碍，由此产生经久不愈的皮肤全层缺损，但非整个肢体组织的坏死，本身不会直接导致截肢，但是发现有"老烂腿"的征象应及时到医院治疗，以促进溃疡尽早愈合，避免感染等更多并发症产生。

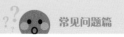

二、"老烂腿"与"脉管炎"的区别

血管外科门诊中，伴有"老烂腿"溃疡症状的患者常会提问："大夫，我这是脉管炎吧？"在医学上，"脉管炎"是"血栓闭塞性脉管炎"这一疾病的简称，并非"老烂腿"。这种疾病主要累及中小动、静脉，表现为血管节段性炎症和继发血栓，45岁以下大量吸烟男性多发。与"老烂腿"的静脉性溃疡特点不同，血栓闭塞性脉管炎者的下肢会出现明显的行走障碍，远端也就是足趾与足部易出现坏死与溃疡，因此"脉管炎"的截肢风险要比"老烂腿"高了很多。总之，无论是老烂腿还是脉管炎，都应该听从血管外科医生的专业诊断与治疗建议。

三、老烂腿的形成原因

"老烂腿"是各种原因致使下肢静脉高压，血液中的营养成分难以被吸收，导致皮肤营养状况不断恶化；从皮肤色素改变到湿疹、炎性渗出逐渐加重直至皮肤溃疡无法愈合。"老烂腿"不是一种疾病的孤立或唯一症状，患者发展到"老烂腿"这种比较严重的症状之前，早期往往伴有静脉曲张、色素沉着、湿疹、腿肿、静脉血栓、静脉受压狭窄闭塞、肢体或血管先天畸形、慢性心脏与肾脏相关症状或疾病。总之，无论怎么形成的，应该及时到医院的血管外科就诊。

四、外用药能否治愈老烂腿

"老烂腿"往往是严重静脉淤积在下肢的表现，但因其发展过程较为缓慢，大多表现不明显，以致不被重视而未及时就医。有的患者误将"老烂腿"当作日常生活中的"伤口"或皮肤病来对待，擅自到药店购买外用药使用，还有的到非专业医疗机构中胡乱配药，延误了最佳治疗时机。其实，没有任何外用药可以治疗"老烂腿"。对于"老烂腿"的溃疡应及时到正规医院就诊，在医生的正确指导下使用一些可预防、控制感染与促生长的外用药，更重要的是在血管外科医生那里进行专业的检查诊断与治疗。

五、"老烂腿"是血栓导致的吗

一部分"老烂腿"与下肢静脉血栓密切相关，但是，急性下肢静脉血栓或血栓急性期则不会出现"老烂腿"症状。下肢静脉血栓因静脉长期闭塞，回流出现障碍，导致小腿逐渐出现严重的色素沉着及溃疡等慢性后遗症。对于早期有明确静脉血栓诊断或曾经出现过突发性一侧下肢肿胀的症状，之后肿胀虽减轻，但却逐渐出现了与静脉血栓后遗症相关的"老烂腿"患者，仍应到血管外科进一步检查与治疗，否则可能严重影响生活质量。

六、怎样才能治愈老烂腿

任何疾病采用的都是综合治疗。想治愈"老烂腿"，首先应到正规医院就诊，以明确病因。单纯下肢静脉曲张引发的溃疡，应该尽快到血管外科进行静脉曲张适合的手术方式如微创射频闭合、高位结扎剥脱、泡沫硬化剂注射；静脉血栓后遗症引发的单侧下肢溃疡，往往与髂静脉（下腹部静脉）闭塞密切相关，另一部分双下肢较为对称的溃疡病变可能与腹部下腔静脉狭窄闭塞同时影响双侧下肢有关，均需要先进行血管造影明确概况后再进行相应微创手术治疗。

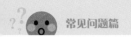

　　总之，"老烂腿"多数和血管外科关系密切，查明病因后大多具有手术或微创手术的必要性及其条件。这些手术专业性很强，就诊时一定要向血管外科医生详细咨询，并提出自己的希望，选择相对获益最大的治疗方法。

　　手术是改善"老烂腿"的重要环节，但并非全部，必须同时配合物理疗法，如压力疗法（弹力袜的穿着、动静脉足泵等），还有药物（如七叶皂苷素、羟苯磺酸钙、地奥司明是有益的）辅助治疗。另外，还需要养成良好的生活习惯，避免久坐、久站，通过食物改善便秘状况等均有利于避免静脉血淤积的加重。

第十节

头晕、头昏、眩晕及眼发黑

- 头晕、头昏、眩晕及眼发黑是临床常见表现，是身体给我们发出的警示信号，这些表现可能和血管狭窄有关系
- 出现头晕等需要引起重视，以防脑梗死、脑出血等严重疾病的发生

60 岁的李大爷身体一直不错，从来没进过医院的大门。最近两年开始，多次出现久坐之后站起身时有"眼前一黑"的情况，几秒钟就过去了，就以为是起猛了，没放在心上，可近一个月来这种情况又出现了三四回，有时还伴有头晕目眩、站不稳、浑身没劲的症状。李大爷很纳闷，这究竟是怎么回事呢？

一、头晕、头昏、眩晕不是一回事

平时经常会听到老年朋友说："大夫，我头晕……"对于"头晕"这一泛称，实际上可以分为头晕、头昏、眩晕三种，由于其受损的身体部位和发病原因不同，临床表现各不相同，治疗原则亦各异。

头晕是一种自身不稳的非旋转性晕，有时在行、立、起、坐、卧等动作中加重，有时在用眼时加重，被大多患者形容为"头重脚轻""站不稳""走路脚踩不实"。

头昏主要表现为持续的头脑昏沉、不清醒感或头部沉重压迫感，与自身头颈及躯干的活动无关。患者常诉"脑子不清楚""昏昏沉沉的""懵懵的"。

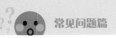

眩晕则主要表现为自身或环境的旋转、摆动感，是一种运动型幻觉，常表现为"犯起病来天旋地转的""像喝大酒的感觉"。

二、头晕的原因

头晕的病因有很多，较常见的有高血压，还有老年朋友们常说的"脑供血不足"。

向脑部供血的血管有颈动脉、大脑中动脉等，组成脑部前循环系统；有椎动脉、基底动脉、大脑后动脉等，组成脑部后循环系统。当相应的动脉由于动脉粥样硬化、创伤、栓塞性疾病等出现狭窄或闭塞时会出现相应的症状。

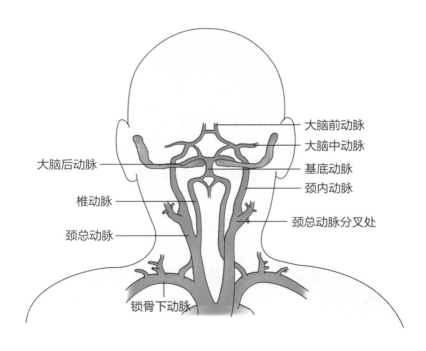

其他原因如先天或后天的血压异常、眼部疾病、耳部疾病、神经系统病变、心律失常、冠心病、颈椎病、颅内肿瘤、贫血、

低血糖等引起头晕也很常见，甚至感冒也可以引起头晕。

出现头晕症状都应该及时就医，而且正确地分辨头晕、头昏与眩晕的区别有助于帮助医生进行诊断。

三、血管源性头晕的特点是什么

血管源性头晕的特点是通常起病急骤，于数分钟、数小时或数天达到高峰，常伴神经系统病的症状、体征，可以分为短暂性脑缺血发作（transient ischemic attack，TIA）和脑梗死。

TIA 是短暂性血液供应不足引起局灶性脑缺血，导致突发的、短暂性、可逆性神经功能障碍，表现为一过性的神经系统定位体征，一般无意识障碍，历时 5～20 分钟，可反复发作，无后遗症，在 CT 或 MRI 等影像学上往往没有显著病变。

脑梗死是更严重的脑缺血事件，局灶性神经体征在数分钟至数小时达到高峰，会有相应的影像学表现，并且多表现完全性卒中，意识清醒或轻度意识障碍，导致大面积脑梗死，可发生严重脑水肿，甚至昏迷。

脑部前方血液循环相关动脉狭窄、闭塞、栓塞等引起缺血常见症状为头晕、头昏。常伴有黑矇、视力丧失、看东西重影、偏瘫、言语不利等，短暂的精神症状和意识障碍偶尔也会出现。

脑部后方血液循环相关的血管病变、锁骨下动脉狭窄或闭塞引起椎动脉血液供血减少或逆流，同样可以导致缺血，最常见的症状是眩晕、眼震、站立或行走时不稳、视物成双或视野缺损、吞咽困难、饮水呛咳、语言不清、声嘶、肢体无力、感觉异常、听力下降、瘫痪等。少数可有意识障碍或猝倒发作。锁骨下动脉狭窄或闭塞引起的后循环缺血常与病变侧的上肢活动有关。

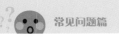

四、非血管源性头晕的特点是什么

视力问题、视网膜黄斑病变和各种先天性眼病导致的视力障碍以及眼部肌肉麻痹（常伴有看东西重影的情况）等眼部病变引起的头晕常伴有视物模糊不清，是由于视力障碍或眼肌麻痹所致。头晕于睁眼、用眼时加重，闭眼后缓解或消失。该种类型的患者需要就诊于眼科。

深感觉性头晕指的是伴有踏地不实和踩棉花样不稳感的头晕。多于行、立、起、坐等活动中出现，动作停止后消失，闭眼和暗处加重，睁眼和亮处减轻。多见于脊髓部位的疾病，该种类型的患者需要就诊于神经科。

小脑性头晕与深感觉性头晕之间的区别在于伴有行立等活动中的醉酒样步态不稳感。睁闭眼无影响，多见于小脑炎、血管病和外伤等患者。该种类型的患者亦需要就诊于神经科。

由耳石症引发的眩晕，常在头位改变后诱发，比如躺下或翻身，头向后仰或前倾时；少数患者会有较持久的眩晕和不平衡感。眩晕发作时，很多患者伴有恶心，有时还伴有呕吐。活动时，患者易摔倒和受伤。该种类型的患者需要就诊于耳鼻喉科。

如果头晕发病时睁眼、头动和声光刺激时加重，闭眼、静卧不动时减轻，常伴有自发性眼球震颤、错误定位、定向倾倒和恶心、呕吐等症状。多见于梅尼埃病。该种类型的患者亦需要就诊于耳鼻喉科。

颅内肿瘤起病的头晕一般起病缓慢，并呈进行性加重的表现，常伴头痛，会有相应受肿瘤压迫区域的神经功能异常表现，如耳鸣、耳聋、眼震、声嘶、吞咽困难、饮水呛咳等，还可能伴有恶心、喷射性呕吐等表现，表现多样。该种类型的患者需要就诊于神经外科。

颈椎病引起的头晕往往与头颈部的活动有关，常伴有颈肩痛、上肢麻木等颈椎病典型症状。该种类型患者需要就诊于骨科。

心律失常包括窦性心动过缓、房室传导阻滞等都有可能引起头晕，甚至是突然晕厥，日常生活中总是出现头晕、乏力、气短等与心跳缓慢明显相关的症状。该种类型患者需要就诊于心内科。

严重心肌缺血事件如严重心绞痛、急性心肌梗死等主要临床表现为胸痛，但由于此时心脏向全身输送血液的动力不足，大脑又在我们身体位置最高的部位，时刻需要大量血供，所以对缺血、缺氧的反应最为敏感，也可能出现头晕，甚至晕厥。同时也可能会出现恶心、呕吐、冒汗、乏力、血压下降、呼吸困难等伴随症状。该种类型患者亦需要就诊于心内科。

五、眼前一黑是怎么回事

眼前一黑在医学上的术语叫作黑矇，又称黑蒙、黑朦，患者通常表现为单眼或双眼突然视力丧失，短时间内即可恢复，称为一过性黑矇。

一过性黑矇常见的病因是栓塞或其他原因引起的眼供血动脉血流的暂时减少。包括颈内动脉或眼供血动脉本身狭窄或闭塞，颈动脉病变继发血栓或心脏来源的血栓随血流栓塞到眼供血动脉等。

除此之外，眼部本身病变、神经系统病变、自身免疫性疾病、锁骨下动脉盗血综合征、低血糖、低血压、恶性高血压等也可能导致黑矇，需要及时就医予以鉴别。

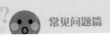

六、出现头晕、眼前发黑需要及时就医

　　本节开头提到的李大爷，到医院仔细一查才发现，竟然是颈动脉重度狭窄，医生说狭窄程度比较严重，几乎要闭塞了，随时有缺血性脑卒中（脑梗死）的风险，李大爷这才慌了神。好在斑块性质还比较稳定，进行了颈动脉支架植入术后头晕、眼前发黑的症状好转了，而且觉得头脑比原来清醒和灵活了。李大爷的故事提醒我们，头晕、眼前发黑无小事，及时就医是关键。

第十一节

肢体麻木

- 肢体麻木是一种神经系统障碍的表现
- 从手指、脚趾末梢神经到大脑的任一部位的疾病均可导致肢体麻木
- 常见原因包括血管性疾病、神经系统疾病、创伤以及感染性疾病等
- 通向并接近大脑的血管狭窄或闭塞引起脑部供血减少导致脑梗死，也会出现肢体麻木
- 老年人，高血压、高血糖、高血脂（"三高"）与吸烟者是脑梗死高危人群，也易出现肢体麻木
- 预防脑梗死，一旦出现肢体麻木，及时到医院就诊以明确诊断

一、什么是肢体麻木

　　肢体麻木是一种神经系统知觉障碍的表现，而与它相关的疾病可以出现在从手指、脚趾末梢神经到大脑的全程。肢体麻木其实包含两种情况，"麻"：肌肉感觉有虫爬过，按之"虫爬感"依旧；"木"：皮肤丧失痛、痒感觉，触之无感。总之，肢体麻木即指身体某一部分的感觉异常，这种异常可能是肢体觉得像针扎、像火烧、像小虫在爬，也可能是肢体无任何感觉，或上述情况同时存在。

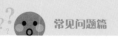

二、肢体麻木的原因

1. 血管疾病

动脉硬化，血管狭窄、闭塞，血管畸形或脉管炎，这些疾病会导致肢体血供减少，是肢体麻木较常见的原因。

2. 大脑及神经系统疾病

大脑与神经系统是人体的司令部及指挥系统，若大脑、脊髓等部位长了肿瘤或者发生炎症，就不能很好地处理手、脚发来的信息，以致出现肢体麻木的情况。

3. 创伤

车祸、摔跤等突发情况均可造成大脑、脊椎及肢体神经等部位的机械损伤，从而造成肢体麻木。另外，寒冷环境导致的冻疮，长期的过度劳作，不当的体位压迫也可能造成局部肢体麻木。

4. 慢性疾病

糖尿病导致的高血糖环境，会对肢体血管与神经产生不利影响，且易诱发感染，从而造成肢体麻木；颈椎、腰椎间盘突出症等疾病，由于病变压迫神经，会造成肢体麻木；另外，长期酗酒引起慢性酒精中毒同样也能引起肢体麻木。

5. 感染性疾病

梅毒、麻风、带状疱疹等一些特殊的感染性疾病会破坏人体的神经系统，进而导致肢体麻木。

6. 药物及其毒副作用

部分化疗药、抗艾滋病药等多种类型药物在治疗过程中可能对神经造成损伤，进而导致肢体麻木，应在使用任何药物前仔细阅读说明书。

7. 其他

部分患者胃肠道功能长期紊乱，营养不良，导致 B 族维生素缺乏，会引起肢体麻木。一些从事特殊环境工作的人群，因为接触重金属或有毒化学品，亦会出现肢体麻木的状况。

三、肢体麻木会导致脑梗死吗

脑梗死通常表现为一侧肢体瘫痪、肢体麻木、头昏或眩晕等症状。但并非所有的肢体麻木都与脑梗死相关，如果平时体检身体状况正常，偶然出现肢体麻木无须担心。只有颈部与大脑的血管狭窄或闭塞导致的肢体麻木，才可能会进一步发展为脑梗，尤其是对于老年人，高血压、高血糖、高血脂（统称"三高"）患者及吸烟者。这类肢体麻木大多仅出现在身体的一侧，早期持续的时间比较短，能完全恢复，但若反复出现，则必须及时到医院就诊。

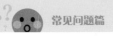

第十二节

跳动的肿块

- 跳动的肿块，往往与动脉血管相关；最常见的是动脉瘤
- 动脉瘤不是肿瘤，它是动脉瘤样扩张的结果；尽管动脉瘤与肿瘤完全是两个概念，然一旦破裂，其致死的凶险却超过任何肿瘤
- 摸到跳动的肿块，别去压它、揉它！尽早到医院就诊

　　湖南长沙的老李，78 岁。一天，老李在睡觉时无意中摸到自己的肚子里长了个肿块，"像心脏一样跳动"。发现这个情况后，他去摸了摸老伴儿的肚子，却没有摸到"跳动的肿块"，身边的人也没有这种情况，老李觉得"不痛不痒的，应该不是什么大问题"，可能只是自己"与众不同"。可有一天，老李早上起床排便时，只稍微用了一点儿力，突然觉得腰背部胀痛难忍，家人急忙将其送到医院急诊，检查后诊断为"腹主动脉瘤先兆破裂"，马上安排了急诊手术。老李这才明白，这个肚子里"跳动的肿块"差点要了自己的命。这究竟是怎么回事呢？

一、肿块跳动的原因

　　人身上长的肿块大多不会跳动，而肿块一旦跳动，往往与动脉有关。人体心脏不停地跳动，推动了血液在血管里循环流动。由于动脉管壁富有弹性，在心脏收缩时大量血液进入动脉，使得动脉压力变大而致管径扩张；然在心脏舒张时，动脉压力变小，管径在弹力作用下回缩，因此动脉就会传导出心脏的跳动。平时摸到的脉搏就是跳动的动脉。如果动脉呈瘤样扩张了，或是肿块紧挨着动脉，就可能出现肿块像脉搏一样随着心脏的节奏跳动。

二、哪些肿块会跳动

最常见的能够跳动的肿块是动脉瘤（非肿瘤）。它是动脉发生了瘤样扩张，从管道样变成了"气球"样，当"气球"样动脉瘤膨大到一定程度，某些时候就可以在体表部位触碰到"跳动的肿块"了。

颈部被摸到的跳动肿块多是颈动脉瘤；腹部被摸到的跳动肿块多是腹主动脉瘤；大腿根部被摸到的跳动肿块多是股动脉瘤；膝盖后面腘窝处被摸到的跳动肿块多是腘动脉瘤；手臂上被摸到的跳动肿块则多为肱动脉瘤。

一些贴着动脉壁长的肿瘤也会伴随着动脉跳动，最常见的是颈动脉体瘤，是紧贴着颈动脉壁长的。大腿根部肿大的淋巴结由于靠近股动脉，有时摸上去也会跳动，此时必须到医院就诊，以便确诊。

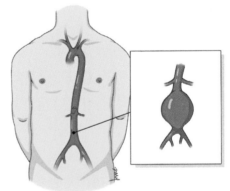

正常腹主动脉　　　腹主动脉瘤

三、哪些动脉瘤摸不到跳动

被骨头遮盖非常好的动脉瘤是不会被摸到的，比如颅内或者说脑子里的动脉瘤是摸不到的，还有胸腔里的胸主动脉瘤也不会被摸到。有些动脉的位置很深，就算是长了动脉瘤也摸不到，比如脾动脉瘤、肾动脉瘤及肠系膜动脉瘤都位于腹腔内很深的部

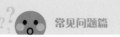

位，很难摸到。另外，能否摸到"跳动的肿块"还与体型有关，消瘦者较肥胖者更易摸到。

四、跳动的肿块有什么危害

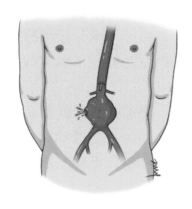

恶性肿瘤（癌症）的可怕是众所周知的，以至于很多人谈瘤色变。而动脉瘤与平时所说的肿瘤是不同的，但也必须重视自己触碰到的跳动的肿块。动脉瘤带来的危害主要有三点：①增大的瘤体对周围重要脏器与组织造成压迫，进而影响正常的生理功能；②瘤腔内容易形成血栓，血栓脱落后阻塞远端小血管，造成远端血液供应障碍，类似日常生活中突然出现断水或断电现象；③瘤体在逐渐增大，当超过最大耐受限度后，动脉瘤会突发破裂大出血，造成猝死。尽管动脉瘤与肿瘤完全是两个概念，一旦破裂，其致死的凶险却超过任何肿瘤。

五、发现跳动的肿块必须及时就诊

如发现身体有跳动的肿块，千万别去压它、揉它！因为到底是正常的浅表动脉，还是动脉旁的肿块，或者是动脉瘤，普通人是很难自我判断的，即便是医生也需要借助专业的检查仪器，故必须及时去医院就诊！

第十三节

小腿上的"蚯蚓"

- 日常生活中，经常可见一些人的小腿处有突起的静脉，医学上称为下肢静脉曲张
- 静脉曲张多由年龄、不良生活习惯等多种因素引起，随着疾病的进展逐渐影响患者的生活质量
- 除了肾脏与心脏的原因，下肢静脉功能不好也会引起腿部水肿

日常生活中，会见到有些人的小腿上出现一些突起的静脉，如同扭曲的"蚯蚓"，这种现象在年老者中多见。顾名思义，曲张就是迂曲扩张的意思。下肢静脉曲张主要是指下肢表浅的静脉由于长期的久坐、久站，或是年龄因素导致回流功能减退，从而发生迂曲扩张。这些"蚯蚓"在刚开始发生时可能没有任何症状，但是随着疾病的进展可能发展为溃疡，以致严重影响患者的生活质量。

有些静脉曲张的患者会伴有腿肿，但并不是所有的腿肿都是静脉曲张造成的。腿肿的常见原因主要有下列四种：①肾脏疾病导致体内的水排泄不畅，导致全身水肿；②心脏功能不佳时，就如水泵功能欠佳，血液循环出了问题；③常见的疾病例如静脉血栓、静脉曲张、静脉功能不全等回流出现问题，导致血液淤滞于下肢，便会出现下肢水肿；④一些特定的内分泌疾病、激素水平变化也可引起水肿。

第二讲

与使用药物有关的问题

第一节

高血压与降压药

- 高血压，也称高血压病，是一类不易治愈的慢性疾病，对人体的危害可遍及全身各个器官，且是日积月累的
- 血压控制不佳可能会引起严重的并发症
- 高血压患者不仅需要改变生活作息和调整饮食习惯，部分患者还需要通过药物来控制血压

一、高血压患者的服药指征

高血压病一经确诊，应在医生的指导下服用降压药。虽然降压药有一定的毒副作用，但相较于高血压病对人体的危害而言，降压药的毒副作用微乎其微。

血压刚开始升高时，人体是无感觉的，而一旦感觉到头晕、眼花或无力等不适时，血压往往过高且难以自降了，此时必须及时就诊。

二、降压药对血管有害吗

高血压病患者必须规律遵医嘱服用降压药，控制好血压！

高血压病是脑卒中、心肌梗死、主动脉夹层、腹主动脉瘤以及周围血管病等常见心脑血管疾病的高危因素。不少患者因轻信民间"一旦服用降压药物，寿命不会超过十年"的谣传，即便发现自己血压高，也犹豫着不愿服药。

虽说"是药三分毒"，但也不能因噎废食。服用降压药后，会

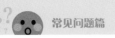

出现胃肠道不适、水肿以及尿频等副作用，但若在专科医生的指导下用药，降压药物对人体的影响是远远利大于弊的。

高血压病是必须要采取恰当措施来控制的。

三、降压药的种类和常用的降压药物

降压药物种类繁多，就时效上而言分长效、中效及短效；就作用机制而言分利尿剂、β受体阻滞剂、血管紧张素转化酶抑制剂（angiotensin converting enzyme inhibitor，ACEI）、血管紧张素Ⅱ受体阻滞剂（angiotensin Ⅱ receptor blocker，ARB）以及钙通道阻滞剂（calcium channel blocker，CCB）等。

利尿剂有呋塞米和氢氯噻嗪，β受体阻滞剂有美托洛尔，血管紧张素转化酶抑制剂有贝那普利，血管紧张素Ⅱ受体阻滞剂类药物有氯沙坦，钙通道阻滞剂有硝苯地平、氨氯地平等。

还有一些复合药片，一片药物内含有两种降压成分，使得该药片的作用增强或抵消两种成分的副作用。常见的有氯沙坦钾氢氯噻嗪（血管紧张素受体阻断剂＋利尿剂）、缬沙坦氨氯地平（血管紧张素受体阻断剂＋钙通道阻滞剂）等。

切记：针对高血压病患者，无任何特效药、神药。个体间的差异非常大，因此所用的药物、药物用量以及用法均需在正规医院心血管内科医生的指导下正确使用。

四、服药时间那些事

据统计，大多数人的血压呈现两高一低的常态。通常上午6～10点出现高峰，下午4～8点再次出现高峰，凌晨1～3点为低谷。

由于上述特点，建议早晨 5～7 点空腹服药，因为药物作用时间约 6 小时，可以控制上午、下午的血压值。若采用联合用药方式，建议按医嘱错峰服用药物，通常长效药宜在晨起服用，而短效药则于下午服用。

常态下不建议晚上或临睡前服用药。最重要的是：降压药不能漏服，一定要坚持定点服药！

五、冬、夏季应按医嘱适当调整用药

人类血管也有热胀冷缩的特点。冬季，处于气候寒冷状态下，血管收缩，血压易升高。夏季，处于气候湿热情况，血管扩张，血压易下降。正常人冬天血压也会偏高，会有 5～10mmHg 的波动。

而对于高血压病患者来说，血压波动会更加明显，因为动脉硬化造成的血管调节能力相应下降。当发现血压升高时，不能擅自调整用药剂量，一定要遵医嘱。

值得强调的是，天冷一定要注意保暖，尤其是对头部的保暖。

六、降压药不是越贵越好

不少患者误以为降压药也是"一分价钱一分货"，甚至有人提出冬季血压如果控制不佳就应该更换价格更高的降压药，这种说法是不科学的。

其实，市面上价格偏高的降压药多为缓释片或控释制剂，起效缓慢但是持续时间长，是有适应证的。有的患者即使在短时间内血压波动较大，也必须按医嘱调整用药，听医生的才是硬道理。

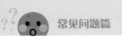

七、阶段血压稳定，能否隔天服药或停药

不能！目前大部分高血压病患者服用的均为长效降压药物，部分辅以短效降压药物。倘若隔天服药，易致血压波动较大，反而对患者心脏、肾脏等重要器官的功能造成损害。

高血压病患者是需要终身服药的，若自行停药，血压很有可能会反弹到治疗前水平。血压的波动对于身体的损伤是较大的，虽然药物均有毒副作用，但是与高血压并发症比，微乎其微，因此孰轻孰重，无须多言。

即使血压平稳者也应在专科医生的指导下，逐步减少降血压药物的剂量或更换成更为温和的降压药。

八、降压药物撤减的方法

长期服用某种降压药物后，如果血压控制在合理的范围，且剂量合适，不需要更换药物。但当血压控制不佳且出现其他并发症时则应及时就医，进行降压药物的调整。

值得注意的是，药物更换是一个缓慢的、循序渐进的过程，不能着急！

调整用药或更换药物期间需每日监测血压并定期到医院随访，预防因血压控制不佳而引起的心、脑血管意外以及长期慢性并发症。

第二节

抗凝药

抗凝药可以防止血栓形成，避免堵塞血管，不少手术后以及许多的疾病都需要使用抗凝药。

了解不同抗凝药的种类与特性有利于更安全、有效地使用抗凝药。

为了防止人体血管内的血液凝固形成血栓，医生常常使用"抗凝药"为具有这类风险的患者进行预防或治疗。该类药物通过影响凝血过程中的某些凝血因子阻止凝血过程。正常人具有完整的血液凝固与抗凝固系统，所以血液在血管内既不凝固也不出血，但当外界或内部因素使机体处于高凝状态或抗凝系统功能减弱时，则容易发生血栓栓塞性疾病。

抗凝药物的使用非常广泛：包括对下肢深静脉血栓形成的预防及治疗、脑卒中的预防及治疗、外周血管疾病的预防及治疗；对体内置入金属支架的长期血管维护、易栓症、心脏瓣膜置换手术后、心房颤动或心肌梗死的治疗等。总之，"血管"有疾病，离不开"抗凝药"，"抗凝药"与"血管"疾病息息相关。

目前市面上抗凝药的种类繁多，要想彻底搞清楚它的药物机理，对于普通百姓而言是很难的，大致了解即可，遵医嘱最重要。

下面介绍几款目前常用的抗凝药物及其用法。

一、华法林

本药是最早上市且使用最多的口服抗凝药，被广泛用于临床，但目前其地位已经逐渐被其他新型抗凝药所替代。

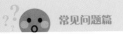

1. 优点

价格便宜，有效且作用时间长。

2. 缺点

显效慢，疗效不易控制，需要频繁监测凝血指标，且药效易受其他食物与药物的影响。

3. 用法

根据个体差异，用药量各异，医生会根据凝血指标中的国际标准化比值（international normalized ratio，INR）调整药量，INR是所有口服华法林的患者必须要了解的重要数值，目标范围是将INR控制在2.0～3.0，INR低了表示抗凝效果不佳，INR高了则容易引起出血。因此，华法林必须遵医嘱服用，不得擅自调整药物用量。

4. 忘记服药怎么办

当天若忘记服药应即刻补服，华法林在体内代谢较慢，原则上漏服一次关系不大，但长期漏服需重新监测凝血状况并调整药量。

二、低分子量肝素

所谓低分子量肝素是用普通肝素提取制备而成的一类分子量较低的肝素的总称，是住院期间使用广泛的抗凝药。

1. 优点

生物利用度高，作用迅速，可控，不良反应少，不需要监测，是除普通肝素外唯一能用于孕妇的抗凝药。

2. 缺点

针剂，使用不便，与胰岛素类似，需皮下注射，可能诱发血小板减少症。

3. 用法

目前市面上低分子量肝素的规格很多，通常来说，每天 1 支低分子量肝素用于预防血栓性疾病的发生，每天 2 支（每 12 小时 1 次）低分子量肝素用于治疗血栓性疾病；对于体型过重、体型过轻、肾功能异常或儿童患者，需根据具体情况调整用量。

4. 忘记服药怎么办

如漏用一次，可立即注射一剂，若超过用药间隔 12 小时或一天，则无须补注，在下次规定时间继续注射即可。

三、达比加群酯

为新型口服抗凝药，作用效果与低分子量肝素类似，在心血管疾病领域的运用较多，目前也日益增多地用于深静脉血栓的治疗。

1. 优点

可口服，吸收作用快，无须监测凝血指标，毒副作用小。

2. 缺点

价格较高，有一定的出血风险，需与"低分子量肝素"衔接使用。

3. 用法

市面上有 150 毫克和 110 毫克两种规格，在初次使用达比加群酯时，须同时与"低分子量肝素"联用 3 天才能发挥其药效，大部分成人患者推荐每次使用 150 毫克，每天 2 次；对于出血风险较大的患者则推荐每次 110 毫克，每天 2 次。

4. 忘记服药怎么办

距离下次服药时间超过 6 小时，则补服 1 次；若发现漏服的时间与下次服药时间不足 6 小时，则当次无须补服，下次服药时间按原剂量服药即可。

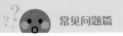

四、利伐沙班片

新型口服抗凝药，对外周静脉血栓及肺栓塞的疗效确切，也常用于心、脑及外周动脉疾病的抗凝治疗。

1. 优点

可口服，治疗时间长，生物利用度高，毒副作用小，无须监测凝血状况。

2. 缺点

有一定出血风险。

3. 用法

市面上目前有 5 毫克、10 毫克、15 毫克、20 毫克等规格，10 毫克和 20 毫克常见；预防血栓的用量为每天 10 毫克；治疗急性血栓的初始总剂量 30mg/d，每次 15 毫克口服；亦可早 20 毫克、晚 10 毫克口服；服用 3 周后改为 20mg/d，疗程一共 3 个月。

4. 忘记服药怎么办

若当天发现，则立即补服；如第二天才发现则无须补服，正常服用当日剂量即可。

上述简介将有助于读者对抗凝药物的初步了解。但抗凝药物均存在致命的缺点——用药后可出血。

最常见的出血包括牙龈出血、流鼻血，皮肤瘀青、瘀斑等轻度出血，比较严重的出血包括胃肠道出血、脑出血等，可危及生命。一旦出现上述情况必须立即停药，即刻到医院就诊。

抗血小板药

- 随着年龄的增长，外周血管疾病的发病率逐年上升
- 研究发现血小板的黏附、激活及其聚集在外周血管疾病的发生与发展起着重要作用
- 有效的抗血小板治疗可以显著降低外周血管疾病和心脑血管事件的发生

一、抗血小板药物的种类

目前常用的抗血小板药物有四类：①水杨酸类，最常用的为阿司匹林，是发现最早、使用最广的抗血小板药物；② P2Y12 受体抑制剂，主要有氯吡格雷和替格瑞洛等；③ GP Ⅱb/ Ⅲa 拮抗剂，有阿昔单抗和替罗非班等；④磷酸二酯酶抑制剂，有双嘧达莫和西洛他唑等。

不同患者适合的抗血小板药物各异，阿司匹林是最为常用的抗血小板药物。氯吡格雷为前体药物，抗血小板作用强，但我们的体质大部分为 P2Y12 慢代谢类，因此并非适用于所有人。在外周血管与冠心病患者中，常可通过联合用药达到最佳的抗血小板作用。

二、抗血小板药物常见的副作用

抗血小板药物有三种常见的毒副作用：①胃肠道不适，表现为消化不良、恶心和 / 或呕吐等；②出血，如上消化道、皮肤和 / 或眼眶出血等；③过敏反应，表现为皮疹与皮肤瘙痒等。

不同的抗血小板药物毒副作用及其作用机制也各异：如阿司

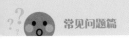

匹林对消化道黏膜有直接刺激作用，主要是通过减少前列腺素的生成造成胃肠道黏膜损伤；氯吡格雷虽不直接损伤消化道黏膜，但可阻碍新生血管生成影响溃疡的愈合，加重胃肠道黏膜损伤。

服用抗血小板药物 1 年内是不良事件的高发期，服药的 3 个月内为高峰期。总之，抗板药物百千种，安全用药第一条，用药不规范，终会两行泪。

三、应对抗血小板药物毒副作用的措施

阿司匹林是最常用抗血小板药物，最常见的毒副作用为消化道出血。因此急性消化道溃疡患者禁用。既往有消化道溃疡病史的患者则应密切观察，一旦有呕血、黑便等症状时应立即前往医院就诊。

阿司匹林抵抗或过敏的患者常采用氯吡格雷替代治疗，氯吡格雷也有胃肠道毒副作用。一旦出现抗血小板相关的毒副作用时应立即就诊。

四、阿司匹林的服药时间

阿司匹林普通片进入胃后直接分解，因此极容易损伤胃黏膜，故建议患者餐后服用。目前的阿司匹林多为肠溶片，药片表面包裹了一层包膜，在胃里无法消化吸收，通常是进入肠道后溶解吸收，因此对胃的刺激性较小。肠溶片餐后服用反而会增加药片在胃里停留时间，加重对胃的损害。因此，阿司匹林肠溶片建议餐前服用。

五、抗血小板药物的停药时间

抗血小板药物是需要终身服药的，不可自行停药。虽然抗血

小板药物有一定的毒副作用，但就药效而言，获益是远大于风险的。绝大部分遵医嘱服药的患者不会出现严重的不良事件。因此，患者不能擅自停用抗血小板药物，必须严格遵医嘱按时服药。

当患者需要行外科手术或进行胃肠镜等有创操作时，需停用阿司匹林 5～7 天，期间采用肝素类药物进行替代治疗，待手术或有创操作结束，评估出血为中、低危风险后方可继续服用抗血小板药物。

六、服用抗血小板药物的注意事项

首先应保持心情愉悦，切忌大喜大怒。适当锻炼，建议做慢走、慢跑等运动，注意保暖，防止受寒。饮食切忌过饱，应养成定时进食、少食多餐、细嚼慢咽的习惯。注意清淡饮食，避免进食对胃黏膜有刺激性如过辣、过酸、过冷的食物，并避免饮用酒、咖啡、浓茶以及碳酸饮料等会刺激胃酸分泌的饮料。

此外，患者应避免剧烈运动和外伤，定期复查血常规和粪便隐血试验等。

七、中药、中成药与抗血小板药物的那些事

部分中药（如三七粉），以及一些中成药（如云南白药、麝香保心丸、地奥心血康）具有类似抗血小板作用与活血的功能。若与阿司匹林等抗血小板药物重叠使用，会增强抗血小板的作用，导致患者出血风险加大。

因此，患者就诊时应详尽告知接诊医生之前服用的所有药物，由接诊医生判断能否合并使用。

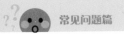

第四节

活血化瘀药

- "淤血"指血流缓慢或瘀滞，处于高凝状态，易形成血栓
- 西医理论中是"淤血"，中医理论中是"瘀血"，二者有相近之处，但有不同，大家应该注意
- "活血化瘀"是指借助一些方法加快血液循环，使血液处于低凝状态，从而降低血栓的发生风险
- 活血化瘀药种类繁多。西药包括抗凝药和抗血小板药，如华法林、阿司匹林等。中成药包括三七丹参片、血塞通、云南白药等
- 虽然这类药物都有活血化瘀的功效，但长期服用会增加出血倾向，产生严重的后果，故服用前应到正规医院寻求专业人士的意见，个体化用药

一、常见的活血化瘀药有哪些？都可以吃吗

丹参、川芎、桃仁、红花等一些中草药物组成的方剂都有活血化瘀的功效，如三七丹参片、血塞通、云南白药胶囊；西药有阿司匹林、华法林等。这些药物都有不同的适应证，因人而异，药物如果没选对不但达不到治疗效果，反而还会增加出血风险，因此建议到当地医院咨询后用药。

二、血管有了斑块要吃药吗

血管产生斑块的原因有很多，通常根据斑块的组成成分分为脂源性斑块、血小板源性斑块、纤维蛋白原性斑块三种。同一类药物针对不同成分的块状物也有不同的治疗作用，因此不建议大家自行用药，发现血管壁有块状物质可以及时就医，详细了解适合自己的药物。

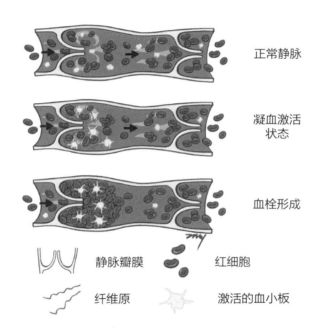

三、什么样的人可以活血化瘀

老年人，有发生心绞痛或冠心病风险者，吸烟人群，肥胖人群，有高血压或糖尿病等其他基础疾病的患者都可咨询医生后适当用药。患有高脂血症的人群可以加用降血脂药，具体药物因人而异，应该到医院进行个体化治疗。例如，血塞通的成分主要为三七总皂苷，有活血祛瘀、通脉活络的作用，经常用于动脉粥样硬化引起的血栓性脑栓塞。

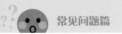

四、活血化瘀药真能"活血"又"化瘀"吗

各种药物的疗效根据其成分和剂量决定，服用时需要检测血常规以及肝、肾功能。这类药物往往是把双刃剑，强调个体化选择。三七丹参片有通畅血脉、消散瘀滞的作用，可预防冠心病，血塞通同样也有活血祛瘀、通脉活络的作用；云南白药外用可以散瘀，口服能起到止血的作用。而在服用阿司匹林或华法林等这类有严格剂量限制的药物时，过量会增加出血的风险，比如内脏出血导致失血性休克、昏迷。因此，不能听信电视广告自行用药，尤其是有合并症的老年人，更应该在服药前到医院进行全面评估。

五、没有斑块可以用活血化瘀药吗

活血化瘀药不是保健品，俗话说"是药三分毒"，没有合适的用药指征，不建议用药。如果没有基础病变，也没发现血管壁有异常，是不需要用药的。有器质性病变的如高血压病、冠心病、脑梗死的患者，用药前一定要到医院详细咨询，经过医生的评估后再用药。

六、多吃几种药或者多吃几片，活血化瘀会更快吗

这种说法是错误的。在没有得到医生的建议前不主张服药，更不能联用多种药物，所谓的"叠加功效"是不存在的，相反，药物之间的使用存在配伍禁忌。例如，三七丹参片联用阿司匹林会增加出血风险，尤其是脑出血、肝肾出血的风险。一些中草药可不是没有副作用，而是对肝、肾有毒性作用，长时间服用或大

剂量服用达不到治疗效果反而会损伤肝脏、肾脏，最终发展为肝衰竭、肾衰竭。与此同时，由于活血化瘀药有通畅血脉、消散瘀滞的作用，大剂量服用会引起内脏出血，严重时可发生休克危及生命。除此之外，部分患者服药后发生药疹，皮肤大面积水疱，得不偿失。因此，在服药前应该先征求专业人士的意见，避免药物使用不当。

七、有没有办法避免使用活血化瘀药

第一，生活规律、适度运动，多喝水、不熬夜，让血液"动"起来，就能很好地起到"活血"作用。

第二，少进食油腻食物，多进食新鲜蔬菜。蔬菜含有纤维素和维生素，能使大便通畅，补充每日所需的维生素。

第三，戒烟。烟草对血管有很大的刺激，可能导致血管壁斑块的形成，戒烟能很大程度保护我们的血管。

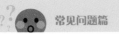

第五节

降糖药

- 糖尿病是外周动脉疾病的危险因素，糖尿病患者患大血管并发症的风险是非糖尿病患者的 2～4 倍
- 糖尿病治疗理念从既往的以降糖为中心逐渐转化为以糖尿病并发症综合管理为主导，尤其关注药物对心血管结局的影响
- 传统降糖药物在良好地控制血糖的基础上对心血管事件获益有限，而越来越多临床证据证实新型降糖药物在有效控糖的同时可明显改善心血管结局

外周动脉疾病（peripheralarterial disease，PAD）是指心、脑动脉以外的主动脉及其分支血管狭窄、闭塞或瘤样扩张疾病，主要病因是动脉粥样硬化。糖尿病与动脉粥样硬化关系密切，表现为糖尿病患者出现动脉粥样硬化的时间早、程度重、病变弥漫、进展快和预后差。糖尿病和动脉粥样硬化可能是同一个病理基础上平行发展的两个疾病。许多研究表明糖尿病患者患大血管并发症的风险是非糖尿病患者的 2～4 倍，糖尿病可明显增加冠心病（心绞痛、心肌梗死）、脑血管病（卒中、短暂性脑缺血发作）、周围血管病（急性下肢缺血、间歇性跛行、静息疼）的危险。近年来在糖尿病的防治策略中提出了"超越以葡萄糖为中心的传统观念，全面防治心血管疾病的危险因素"。所以，合并糖尿病的 PAD 患者在选择降糖药物的时候，除了关注降糖效果以外，还需要关注它对心血管的保护作用。本节结合新近的循证医学证据，综述了传统及新型降糖药物在糖尿病治疗中的心血管结局，希望为广大病友选择降糖药提供参考。

一、降糖药物分类情况

目前临床治疗糖尿病的传统降糖药物主要包含 6 类：双胍类、磺脲类、格列奈类、α- 葡萄糖苷酶抑制剂、噻唑烷二酮类药物（thiazolidinedione，TZD）和胰岛素。随着学者对人类肠促胰素和肾脏钠 - 葡萄糖共转运蛋白机制研究的深入，临床出现了二肽基肽酶 -4 抑制剂（dipeptidyl peptidase-4 inhibitor，DPP-4i）、胰高血糖素样肽 1 受体激动剂（glucagon-like peptide-1 receptor agonist，GLP-1RAs）及钠 - 葡萄糖共转运蛋白 -2 抑制剂（sodium-glucose co-transporter 2 inhibitor，SGLT-2i）3 类新型降糖药物。

二、传统降糖药物对心血管结局的影响

1. 二甲双胍

二甲双胍是英国前瞻性糖尿病研究（United Kingdom prospective diabetes study，UKPDS）报道的第一种可改善心血管疾病预后的降糖药。二甲双胍的降糖机制主要为抑制肝细胞线粒体氧化应激、改善外周组织（包括肝脏、骨骼肌和脂肪组织）胰岛素敏感性和抑制肝葡萄糖生成，此外具有改善炎症状态、胃肠菌群和心血管获益、抗衰老、抗肿瘤等作用。一项为期 10 年的随访研究表明，初始二甲双胍治疗可持续降低心肌梗死发生风险和死亡率，且低血糖发生风险小、不增加体重。

二甲双胍由于其疗效、安全性、经济性及心血管良好获益，一直是治疗糖尿病的一线药物。2020 年美国糖尿病协会（American Diabetes Association，ADA）发布的最新指南仍保留了二甲双胍在糖尿病药物治疗中的首选地位，但在新的临床证据的基础上增加了糖尿病早期联合治疗的建议，即动脉硬化性心血管疾病（arteriosclerotic

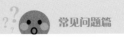

cardiovascular disease，ASCVD）患者优先考虑使用具有心血管获益的药物。

2. 磺脲类和格列奈类药物

目前临床使用的格列本脲（优降糖）、格列吡嗪、格列齐特（达美康）、格列喹酮（糖适平）都属于第二、三代磺脲类药物。胰岛素促泌剂有导致低血糖及体质量增加的风险。UKPDS 和 ADVANCE 研究结果提示磺脲类药物具有微血管获益，但不排除这些获益与磺脲类药物整体降糖疗效有关。磺脲类药物与心血管事件的关系尚存在争议。总体上说，第二、三代磺脲类药物如格列苯脲在心血管安全性方面并未增加心血管疾病发生风险，但亦无明显获益。

格列奈类药物是一类短效促胰岛素分泌剂，2010 年一项发表在《新英格兰医学杂志》的纳入 9 306 例糖耐量异常患者的临床研究显示，那格列奈治疗 5 年并未改善心血管事件预后或降低糖尿病发生率。目前并无格列奈类药物治疗的糖尿病患者心血管获益的临床证据。

3. α- 葡萄糖苷酶抑制剂

α- 葡萄糖苷酶抑制剂可抑制胃肠道中 α- 葡萄糖苷酶，延迟碳水化合物吸收、降低餐后血糖。研究发现 α- 葡萄糖苷酶抑制剂可提高血浆胰高血糖素样肽 -1（glucagon-like peptide-1，GLP-1）水平、调节肠道菌群。α- 葡萄糖苷酶抑制剂对心血管结局的影响具有一定争议。阿卡波糖心血管评估（Arcarbose Cardiovascular Evaluation，ACE）研究中阿卡波糖治疗未改善已有冠心病患者主要心血管事件发生风险，但关于阿卡波糖治疗糖尿病患者的 7 项荟萃分析显示其对心血管事件有保护作用。不同结论可能与研究人群、种族、随访时间等因素有关，但鉴于 α- 葡萄糖苷酶抑制剂对心血管相关因素的有益影响及临床证据，其仍是中国新诊断糖尿病患者初始治疗的合适选择之一。

4. TZD

TZD 通过激活过氧化物酶体增殖物激活受体 γ（peroxisome proliferators-activated receptor-γ，PPAR-γ），增加肝脏、骨骼肌和脂肪组织的胰岛素敏感性，从而降低血糖。TZD 包括曲格列酮、罗格列酮和吡格列酮，其中曲格列酮因严重肝毒性而退出市场。2007 年多项研究指出罗格列酮会增加心肌梗死和心血管死亡的发生风险，导致其退出欧洲市场，美国限制使用。随后有研究重新评估了罗格列酮对糖尿病患者心血管结局的影响，证实罗格列酮会增加心力衰竭发生风险，但与增加心肌梗死发生风险无关。基于此美国食品药品监督管理局（Food and Drug Administration，FDA）于 2009 年取消了罗格列酮心血管风险的警告。TZD 会引起周围性水肿和体质量增加，加重患者心力衰竭发生风险和因心力衰竭住院风险。此外，PPAR-γ 激动剂可降低骨矿物质密度，增加骨折发生风险，且在女性中尤为明显。故对于存在心力衰竭、骨质疏松、骨折发生风险的老年糖尿病患者，TZD 的选择需慎重。

5. 胰岛素

胰岛素治疗完全改变了 1 型糖尿病患者的病程，并有助于 2 型糖尿病（diabetes mellitus type 2，T2DM）患者达到理想的血糖控制目标。关于胰岛素与心血管事件的关系，观察性研究和试验研究的结果可能有差异。最近的一项纳入了 469 688 例糖尿病患者的大型队列研究（年龄 25～84 岁，接受胰岛素治疗的患者 19 791 例）显示胰岛素治疗可使全因死亡率增加 47%，使心力衰竭发生风险增加 32%，并使心血管疾病发生风险增加 23%。但试验研究的结果却有不同，早年的 UKPDS 显示胰岛素治疗后糖尿病患者心血管疾病发生风险降低，在试验的 10 年随访期中，随机分组接受胰岛素治疗的 T2DM 患者微血管和大血管并发症减少、总体死亡风险下降。不同的胰岛素剂型对心血管事件的影响也存在差异。

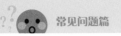

针对长效胰岛素的心血管结局的 ORIGIN 试验和 DEVOTE 试验，结果均显示了长效胰岛素对心血管结局是安全的。观察性研究和试验研究存在相互矛盾的原因，可能与接受胰岛素治疗的患者病程早晚不同有关。观察性研究中胰岛素治疗患者可能大部分属于口服药物失效或处于糖尿病病程的晚期，该人群已有较高的并发症发生风险，同时胰岛素治疗有较高的低血糖风险，这会使心血管事件发生风险增加。但总体上而言，长效胰岛素类似物对心血管结局是相对安全的。

三、新型降糖药物对心血管结局的影响

1. DPP-4i

二肽基肽酶 4（dipeptidyl peptidase-4，DPP-4）是由 DPP-4 基因编码的水解蛋白，可降解活性 GLP-1 和肠促胰素；而 DPP-4i 可延迟这两种激素的降解，维持体内 GLP-1 和肠促胰素的生理性高浓度，促进葡萄糖依赖性胰岛素释放和抑制胰高血糖素分泌，从而降低血葡萄糖浓度。目前中国上市的 DPP-4i 包括西格列汀、维格列汀、沙格列汀、阿格列汀和利格列汀，统称为格列汀类。DPP-4i 对体重呈中性影响，引发低血糖的可能性小，且可降低总胆固醇（total cholesterol，TC）和餐后三酰甘油，升高高密度脂蛋白胆固醇（high density lipoprotein cholesterol，HDL-C），具有抗动脉粥样硬化作用。

关于 DPP-4i 与心血管安全性，目前有 5 项主要的临床研究：SAVO-TIMI 研究主要评估沙格列汀对糖尿病患者心血管安全性的影响；EXAMINE 试验评价阿格列汀对糖尿病患者心力衰竭发生风险和死亡率的影响；TECOS 试验评估西格列汀对糖尿病患者心血管结局的影响；CARMELINA 研究评估利格列汀与安慰剂对有心

血管高危因素的糖尿病患者主要心血管不良事件（major adverse cardiovascular events，MACE）的影响；CAROLINA 试验研究利格列汀与格列苯脲对患者 MACE 的影响。以上 5 个试验均证实，虽然 DDP-4i 在减少糖尿病患者心血管事件方面并无获益，但其对心血管事件的影响是中性的。尽管没有看到心血管获益，DDP-4i 阿格列汀和沙格列汀在心血管高风险的人群中已经证实了其心血管安全性。和其他类型降糖药相比，DDP-4i 不增加低血糖风险，不增加体重，每天一次的给药方式有助于改善患者依从性。选择合适的患者人群，DDP-4i 更能体现其临床获益，为患者提供了个体化治疗方案的新选择。

2. GLP-1RAs

学者从口服葡萄糖耐量试验较静脉葡萄糖耐量试验可引起更多胰岛素分泌中发现了肠促胰素效应，并认识到肠道细胞分泌的肠促胰素〔包括 GLP-1 和胃抑制性多肽（gastric inhibitory polypeptide，GIP）〕的作用。在糖尿病患者中，肠促胰素分泌减少或降解相对增加，可导致肠促胰素效应减弱。GLP-1RAs 具有模拟内源性 GLP-1 的效果，可在外周组织中发挥多重作用。GLP-1 受体广泛分布于全身，包括胰岛细胞、中枢和外周神经系统、心脏、肾脏及肺。GLP-1RAs 可引起葡萄糖依赖性促胰岛素分泌增加和抑制胰高血糖素分泌，同时促进 β 细胞增殖并阻止其凋亡，对血糖具有重要调节作用。除此之外，GLP-1RAs 还可调节胃肠蠕动，减缓胃排空，抑制摄食中枢、减少食物摄入，降低体质量，并对脂质代谢具有调节作用。多项基础及临床研究证实 GLP-1RAs 在改善血压、调节内皮功能、减少动脉粥样硬化和心肌缺血及炎性反应方面具有有益作用。

关于 GLP-1RAs 与心血管安全性，SUSTAIN-6 试验结果显示，在已确诊心血管疾病、慢性心力衰竭或有心血管疾病高风险

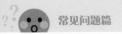

的糖尿病患者中，司美格鲁肽的发生心血管风险较安慰剂降低26%。此外，LEADER 试验肯定了利拉鲁肽在有心血管疾病或心血管疾病高风险的糖尿病患者中的心血管获益，心血管死亡风险和全因死亡风险明显降低；最近的 PIONEER 研究纳入了 3 182 例糖尿病患者，其中 85% 有心血管疾病病史，口服司美格鲁肽治疗并随访 1.3 年后，心血管相关死亡降低 51%，全因死亡率下降49%。迄今为止，利拉鲁肽、司美格鲁肽、阿必鲁肽和度拉糖肽在降低 3P-MACE 方面优于安慰剂，具有明显的心血管获益。

GLP-1RAs 心血管获益的机制尚不清楚，除了调节血糖、减轻体质量、降低血压、调节脂质代谢等临床效应，GLP-1RAs 抗动脉粥样硬化的作用还可能与改善内皮功能障碍、抗炎等积极作用相关。近年来，随着大量心血管结局研究的发表，证实 GLP-1RA 不仅具有良好的降糖效果，还能显著减少患者的心脑血管事件发生风险，国内外指南均一致明确 GLP-1RA 对于合并心血管疾病或心血管高危风险的 2 型糖尿病患者的重要治疗地位。

3. SGLT-2i

钠 - 葡萄糖共转运蛋白 2 抑制剂（SGL-T2i）是一种新型口服降糖药，其作用机制是抑制近端肾小管钠 - 葡萄糖重吸收，促进尿糖排泄，从而降低血糖。SGLT-2i 降糖作用呈葡萄糖依赖性，导致低血糖的风险较低。由于 SGLT-2i 会导致尿糖排泄及渗透性利尿作用，从而使得体质量下降和血压降低，其中收缩压的降低幅度更显著。在中国上市的 SGLT2i 主要有达格列净、卡格列净和恩格列净。同时，近期临床试验证据显示 SGLT-2i 治疗对糖尿病患者具有明确的心血管获益，心血管死亡及因心力衰竭住院风险明显降低。

关于 SGLT-2i 对心血管事件的影响近期有 3 项主要研究：EMPA-REG 研究评估恩格列净对糖尿病患者心血管事件发生风

险；CANVAS 研究评估卡格列净对糖尿病患者心血管和肾脏事件的影响；DECLARE-TIMI 58 研究评估达格列净对糖尿病患者心血管事件和心力衰竭的影响。上述研究纳入 7 020～17 160 例患者，平均随访时间为 2.4～4.2 年，3 项研究均证实 SGLT-2i 较安慰剂更具有心血管安全性。

SGLT-2i 心血管获益的机制可能为多方面的，除了降糖、控制体质量、降低血压、降尿酸等心血管疾病危险因素的改善外，SGLT-2i 抗动脉粥样硬化作用还与抗炎、减少机体氧化应激以及降低左心室负荷、减轻心脏纤维化、改善心肌能量代谢、减少心肌缺氧或再灌注损伤有关。SGLT-2i 明确的不良反应为泌尿生殖系统感染。CANVAS 试验中发现卡格列净治疗组截肢和骨折发生风险较安慰剂组升高，但随后其他研究未观察到截肢和骨折发生风险增加。但临床治疗中有足部活动性病变的患者应慎用 SGLT-2i。SGLT-2i 其他罕见不良反应包括酮症酸中毒，对胰岛功能较差的消瘦糖尿病患者使用时亦需警惕药物不良反应。

合并 PAD 的糖尿病患者，糖尿病的治疗目的不限于单纯降糖，还要兼顾心血管获益。近年来研究结果显示，一些新型降糖药物除有明确的降糖作用外，还具有明确心血管获益。因此，掌握不同降糖药物对心血管结局的影响对 PAD 患者合理选择降糖药物具有重要意义。临床实践中，二甲双胍具有良好的降糖疗效，且具有低血糖发生风险低、价格低廉、良好的药物可及性、多种降糖作用之外的潜在益处等优点，当前仍是一线用药。一系列研究证明 GLP-1RAs 和 SGLT-2i 除降糖作用外还具有心血管获益和肾脏获益。2020 年 ADA 指南推荐二甲双胍作为糖尿病患者一线用药，糖尿病合并 ASCVD 或心血管风险极高危的患者联合使用 SGLT-2i 或 GLP-1RAs，有心力衰竭或肾脏疾病的患者使用 SGLT-2i。磺脲类药物、TZD 由于缺乏明确的心血管获益，在合并心血

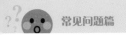

管危险因素的 T2DM 患者中使用情况有所下降。

目前已跨入糖尿病药物治疗的新时代，药物治疗应优先考虑疾病对多器官、系统的影响。各类降糖药物有其特有的降糖机制，新型降糖药物有利于纠正多种糖尿病病理生理机制，具有较好疗效和安全性。合并糖尿病的 PAD 患者个体需求，综合考虑疗效、安全性、经济等因素，在内分泌科医生的指导下优先选择具有心血管和肾脏获益证据的降糖药物，选择更科学、个体化、优化的降糖方案。

第六节

降脂药

- 血浆中所含脂类统称为血脂
- 血脂的升高与动脉粥样硬化的发生有关，会引发各种心脑血管疾病的发生
- 维持正常的血脂水平对于健康是极为重要的

降脂药是指降低血脂水平的药物，广泛应用于高脂血症患者。临床上使用的降脂药有很多种，不同的药物适用于不同的人群。在服用降脂药物的时候，有很多需要注意的方面，都是我们应当知道的一些科学知识。

一、常用降血脂药的种类

最常用的降血脂药有两类，一种是他汀类药物，主要有辛伐他汀、洛伐他汀、阿托伐他汀等；另一类是贝特类药物，主要有非诺贝特等。

他汀类药物能降低低密度脂蛋白胆固醇与甘油三酯，其作用要强于其他降脂药物，因此他汀类药物常被用于降脂的基础治疗。他汀类药物的毒副作用，主要损害肝脏和肌肉。大约有 1% 的高脂血症患者出现转氨酶升高，此时应遵医嘱立即停药，大多在停药两三个月内转氨酶便可正常。肌肉损害的表现是肌肉疼痛、乏力，血液检测可发现"肌酸激酶"升高，如果出现上述状况应及时就医。

贝特类药物主要有非诺贝特和苯扎贝特等，其中的代表的药

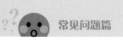

物是力平之。这些药物除了能纠正血脂异常外，还有防止血液凝固、促进溶解血栓等作用。贝特类药物常见的毒副作用是胃肠不适，恢复较快，不必停药，但长期服用，也会损害肝脏和肌肉。另外贝特类药物通过胆汁排出胆固醇，以此降低血中的血脂水平，因此会使胆囊结石的发生率升高。

除了上述这两类，还有一些烟酸类药物以及胆固醇吸收抑制剂，但是很少用于患者。

二、降血脂药的服用时长

血脂异常说明身体内脂类代谢出现了问题，用药控制后，应坚持用药，以便维持正常的血脂水平。长期服用降脂药物不仅可降低血脂，还可明显降低冠心病、心肌梗死及脑卒中的发生率，因此冠心病、脑卒中的高风险人群，高血压、糖尿病患者更应格外重视与坚持降脂药物的使用。

虽然目前研究发现降脂类药物长期服用是安全的，尤其是他汀类药物。但凡药物也是有副作用的，所以用药过程应严格遵医嘱，大多情况下用药 4～6 周，须复查血脂情况，根据检测结果调整用药。血脂结果正常后，除了应坚持服药外，还要定期复查。

三、降脂药的毒副作用是什么

他汀类药物常见的毒副作用有肝脏损害、肌肉疼痛、无力，长期服用他汀类药物发生糖尿病的风险可能性也会增加。

贝特类药物的毒副作用主要是消化道反应（如胃痛、恶心、腹胀、腹痛等），长期服用有可能损害肝、肾功能，故应遵医嘱按时检测肝、肾功能。

面部潮红是烟酸类药物阿昔莫司初用后出现的毒副作用，但用药数天后面部潮红便会消失，多数情况下不必停药。

普罗布考最常见的毒副作用是胃肠道不适。

四、血脂正常了，降脂药不能擅自停服

血脂正常了，不能自行减药量或停用降脂药，因为擅停或擅减药量可能会引起血脂再次升高。因此，患者必须要在医生的指导下调整药量。

他汀类药物除了降低血脂外，还有抗炎、稳定斑块、延缓动脉硬化发展且减少心、脑血管并发症的益处。伴有心血管疾病风险者需要长期服用。控制血脂是一项长期的任务，若擅停降脂药，则可能引起血脂的反弹。因此，降脂用药应该长期坚持，患者的降脂时间越长，获益越大。

五、降脂药能联用吗

对于高血脂的治疗医生会首先推荐使用他汀类药物，若是甘油三酯明显升高，可能会推荐使用贝特类药物，大多只服一种即可。但对于某些家族型混合性高血脂患者医生可能会建议服用他汀类药物的同时联合贝特类药物疗效更佳。但必须遵医嘱。

六、降脂药配伍禁忌的药物

每种药物都有不同的作用机理，同时服用就有可能产生反作用，大多治疗冠心病、心律失常的药物，如胺碘酮、维拉帕米、地尔硫䓬等会影响他汀类药物代谢，并因此增加降脂药的毒副作

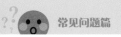

用。除此之外抗真菌类药物、克拉霉素类药物也都会增加毒副作用的发生，同时服用维生素 E 则可能降低降脂药的效果。因此就医时必须向医生明白告知尚在服用的具体药物，以便医生为你制订一个合理的服药方案。

第七节

血管相关保健品

- 保健品的基本概念和作用
- 保健品的效果和局限性
- 常见的血管相关保健品类型、品牌和作用以及使用时的注意事项
- 建议购买正规厂家生产的保健品
- 保健品不是药品，请在一定范围内使用

随着人们对自己健康的关注，许多中老年人会习惯性地服用一些保健品，但是面对市场上如此之多的保健品，欲服用者比较困惑，比如不知道有没有用、会不会产生不良反应。现在就市面上常见血管相关保健品的热点问题进行一下简要的介绍，以避免读者陷入保健品误区。

一、血管类保健品的作用

血管类保健品主要以预防疾病为主，通过内服达到降低血液黏稠度，改善血液循环，软化血管或增加血管弹性，从而预防血栓、动脉硬化、斑块的形成。虽然一些国内、外的研究项目证实了这类保健品里的主要有效成分，但是保健品毕竟没有像药品一样经历过严格、大量的安全、有效性论证，故若要服用保健品，建议在专业人士的指导下使用，且一定要选择规范的保健品。

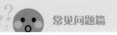

二、血管类保健品的效果及其局限性

目前尚无强有力的证据可以证实通过口服血管类保健品完全预防动脉、静脉血栓、动脉硬化、颈动脉狭窄等血管类疾病。

上述血管病症的发生与不良生活习惯、不合理膳食、个人遗传因素和所处的环境等均密切相关。若自身血脂、血压测值不高，平时膳食习惯较好且营养合理，经常做一些运动，则无须服用血管类的保健品。

当然，身边难免有些"对保健品效果非常执着信任"的亲友，这样就需要让他们了解更多关于保健品的相关知识，选择规范，知晓相关注意事项，尤其对于应用某些保健品后可能出现的不良反应更应密切关注，出现症状时应及时到医院就诊。

三、血管保健品类型与相关作用及其注意事项

常见的血管类保健品主要有鱼油、卵磷脂以及纳豆激酶，以欧美和澳大利亚的品牌居多。

1. 鱼油 /OMEGA-3 类

这里说的鱼油是指从深海鱼类脂肪中提取出来的，不同于从鱼类肝脏中提取出来用于补充维生素 A/D 的鱼肝油。鱼油对血管产生的影响主要因为其中的 OMEGA（ω）-3 成分，它是一种只有深海鱼类才富含的不饱和脂肪酸。大多研究认为不饱和脂肪酸具有扩张血管、降低血压、调节血脂、清理血栓的作用，所以通常说的深海鱼油与 OMEGA-3 是同一个概念。国外针对鱼油进行了一些研究，认为鱼油对降低甘油三酯、预防血栓形成确实有一定的作用，故比较适合"三高"（高血压、高血脂、高胆固醇）人群、血液循环不佳、手脚冰冷者服用，因为 OMEGA-3 是脂溶性

的，故随餐或餐后服用更有利于吸收。但是，凝血功能不全者如血友病患者则不宜食用深海鱼油，若服用阿司匹林等抗血小板药物者同时再服用鱼油则可能增加出血的危险；因此服用鱼油前最好还是遵医嘱。另外，鱼油虽好，但不是越多越好。根据美国食品药品监督管理局（FDA）的剂量标准，单独服用鱼油胶囊，建议一天不超过 2 500 毫克。过量地使用鱼油，可能造成出血时间延长或肠胃不适的症状。

鱼油类产品的价格除了品牌差异，主要是以 OMEGA-3 的含量来决定，OMEGA-3 含量多一些价格就贵一点，常说的三倍鱼油就是含有 900mg OMEGA-3（以 300 毫克 OMEGA-3 为底数）。

2. 卵磷脂

被誉为与蛋白质、维生素并列的"第三营养素"。卵磷脂可以通过调节血脂与胆固醇水平，降低血管疾病的发病率，所以理论上认为卵磷脂对心血管与大脑是有作用的，这一观点在欧美国家的被认可度较高，被认为尤其适合血脂高的人群服用，同时因其兼具一定的胰岛素调节功能，也适合糖尿病合并动脉硬化的人群使用。但卵磷脂在日常食物中的含量非常丰富，所以再额外单独补充的效果就不那么明显了，截至目前国内、外的实验也尚未证实单独补充卵磷脂对心血管疾病的发生能够产生积极作用。如确需使用，服用时注意不能加热，日常在 5～25℃之间避光保存，以避免其营养活性被破坏。消化道功能不佳者，服用后很可能出现食欲消退、腹胀等不适，可减量、暂停几天或咨询医生。同样需要注意的是，大豆卵磷脂建议每天服用量不超过 3 000mg。

3. 纳豆激酶

纳豆是将蒸煮后的大豆，接种纳豆菌，经微生物发酵而成的一种豆制品。纳豆激酶（nattokinase，NK）是一种枯草杆菌蛋白激酶，是发酵成熟后的纳豆，表面黏稠，附着一层白色的纳豆菌

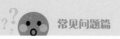

膜。具有溶解血栓，降低血黏度，改善血液循环，软化与增加血管弹性等作用。因为日、韩两国有食用纳豆的传统，故两国对其进行的研究较多，有结果证实了其有一定的软化血管作用。纳豆激酶是目前世界上约230多种食品中具有最强血栓溶解作用的酶，对某些特定人群可能会有副作用，怀孕、凝血障碍、对大豆过敏者禁止食用，若罹患消化性溃疡、痔疮或有手术创口者也禁止服用，还是强调请先咨询医生再选择使用。建议每天的用量不超过100毫克。

此外还有一些大蒜油、葡萄、石榴精华等也可能对血管疾病有一定的预防作用，但是这些成分通过食物获取方便，同时尚未查到相关的科学实验，就不再一一列举了，还是建议尽可能通过食物的方式获取相关营养成分。

最后提醒注意的是上述的一些评价也是笔者从国内、外一些第三方调研机构查询到的，可能存在一定的片面性，且有因为个体差异等等原因，到底选购哪种品牌的保健品还应综合考虑自身的经济情况以及身体状况、购买的方便性等因素。

四、尽量购买正规厂家生产的保健品

考虑到每个人的身体情况和经济条件，可以有选择地使用一些研究证据相对充足的血管保健品。国内的产品一定要有要有"蓝帽子"标识。

尽量不用单纯依靠宣传治疗作用来推广的产品，对传销洗脑、夸大宣传和诈骗活动更应抵制。不推荐以"纯天然的""传统医学"或者"替代医学"等作为噱头，缺乏理论基础及客观研究证据的保健品。

五、保健品非药品，尽量少用

保健品不是药品，绝大部分都不是非用不可的。如果某些保健品已经引起了你本能直觉的怀疑，那么就不用纠结，直接拒绝。"宁可信其无（用），而不信其有（用）"。

正确使用保健品可能会对身体状态起到锦上添花的作用。但请你在使用前一定要充分客观地了解这些保健品，其绝非如很多宣传所言，无任何毒副作用，一旦使用不当，则可能成为"温柔的杀手"，其产生的不良反应本身就可能将你拉入疾病的泥潭。而对其过于信服，甚至因口服保健品替代正常的药物或其他治疗，则可能造成疾病的进展而贻误了最佳的治疗时机，对你造成不可逆的损伤。

最为重要的是不能随意服用保健品！

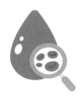

第三讲

与手术治疗有关的问题

第一节

支架

- 支架在血管外科中应用十分广泛，具有几十年的应用历史，是一种十分成熟的治疗方法
- 对于血管狭窄或闭塞的治疗，最常用的方法是通过球囊扩张，重新建立血流通道；但扩张后病灶很容易出现弹性回缩，而再次狭窄或闭塞
- 置入支架的作用：支撑病变部位的血管，以使血液在撑开了的堵塞或狭窄的血管内畅流
- 安装血管支架后需要长期服药

一、置入支架的必要性

动脉硬化会引起血管堵塞进而导致脏器缺血，如果"充足"的药物治疗不能缓解缺血问题，那就必须疏通堵塞的血管。

通过介入手术可以在微创的条件下疏通大多数堵塞的血管，在疏通后欲保证长期的通畅效果，最常用的方法是在堵塞的部位进行球囊扩张，但撤走球囊后，血管会再次回缩，要是动脉斑块太坚硬，扩张效果不佳怎么办？

最简单的方法就是通过介入手术在动脉内放置支架，利用支架的局部支撑作用，达到保证长期通畅的效果。支架置入治疗动脉狭窄的方法已被使用了几十年，是一种成熟的治疗方法，有着可靠的疗效与安全性。

近年的科学研究发现，支架置入后，尤其是下肢动脉的支架置入后，出现再次狭窄的情况很多，甚至有支架断裂的情况，尤

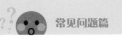

其置入于关节部位的血管支架更易发生。因此科学家们又研究出了不少治疗方法，力求能够减少支架的使用，比如现在临床上使用的药物涂层球囊、斑块旋切、准分子激光等，在一定程度上能够替代支架的使用。但是这些方法也有各自的适应证，尚不能完全取代支架的效用，支架目前还是血管介入治疗中最基本及使用最广泛的治疗手段。若要接受血管介入手术，请及时到医院就诊。

二、大支架与小支架的区别

血管支架具有不同的型号，这是因为要放置支架的血管直径不同，因此就要匹配相同直径的支架；放置支架的原则是完全覆盖病灶，因此还需要根据病灶状况选择相应长度的支架。

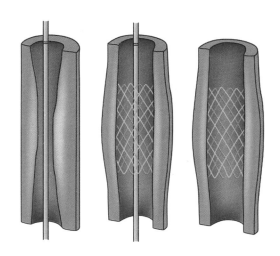

目前所应用的支架在材质上基本采用镍钛合金，但工艺上有所区别，有的是激光雕刻而成，有的是编织制作的。另外，用途不同，支架的结构也不同，大多数支架是为了起到支撑的作用，比如放在血管闭塞部位的支架，就是金属骨架结构。而有一些支架除了金属骨架外，还有一层覆膜，可以隔绝血液，主要是用于治疗动脉瘤。

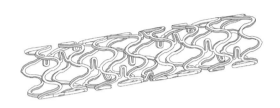

因此，不同的支架有不同的结构，用途也各异，但它们的金属材质都是相同的，至于怎样选择合适的支架要看具体病变的状况，需要与医生沟通。

装了支架能否做核磁共振检查？会有什么影响？

很多放置支架的患者术后需要做核磁共振检查，而做核磁共振要求去除随身的金属物品，因此置入支架后能否做核磁共振检查是很多患者关心的问题。

目前临床上使用的支架的金属材质为镍钛合金，理论上不受核磁共振影响。但为了避免可能出现意外，如支架移位的风险及发热等；一般在置入支架后的三个月内不建议行核磁共振检查，做检查的具体时间须遵医嘱。

三、支架置入后需要长期服药吗

血管支架置入之后并非一劳永逸，不少病况还得依赖药物维护，这是为什么呢？

首先是因为支架置入血管内，初始时会出现对血液的刺激作用，导致血小板聚集在支架表面，形成血栓；其次是支架对血管内膜也会产生刺激作用，引起血管内膜过度增生以致支架内再次

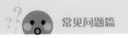

狭窄，这些问题都需要通过药物来控制和缓解。

血管再次堵塞的主要原因是动脉硬化，置入支架仅暂时缓解了动脉硬化造成的症状，对动脉硬化本身并无治疗作用，因此支架置入后还应长期服药以延缓动脉硬化的发展，同时防止放置支架的部位出现再次狭窄，也可控制未支架的血管出现状况。另外，置入支架后加服药物还可降低心脑血管疾病发生的风险，对患者而言也是一种安全保障。

支架置入后常用的药物主要是抗血小板类药物（如拜阿司匹林、氯吡格雷等）还有降脂类的药物（如他汀类）。这些药物无论是否放置支架均需长期服用，具体的用药方案须遵医嘱。

四、支架的寿命有多长？需要更换吗

支架的材质是金属的镍钛合金，严格来讲不存在使用寿命的问题；支架置入血管后局部的血管内膜会进行修复，这也是医学上所说的再内皮化过程；当再内皮化完成后，支架与血管就融为一体，无法取出及更换了。由此可见支架有使用寿命的说法是不存在的。

大多数患者关心的支架寿命问题，实际上是从支架置入后到再次出现问题的时间。不同部位、不同作用的支架在使用时间上各异。只要注意保持良好的生活方式，按时服药，定期复查，大部分患者体内置入的支架使用时间是很长的，甚至可用至终身。

五、选择进口还是国产的支架

目前，放置在外周血管的支架尚无国产的，都是进口支架，但不久的将来会有国产支架上市。现今应用的进口支架种类很多，其中一些是应用已久的支架，另一些则是刚刚上市的新款支架，这些都有各自的优势，而老款的支架可能在某些情况下的效用已经不如新款支架，但有些情况下效用还是很好的，同时还具有价格低廉的优势。

在大动脉中用于治疗动脉瘤和动脉夹层的覆膜支架，已经有了多款国产支架，一些国产支架的效用不差于进口支架。因此，没有必要太纠结于支架是进口还是国产，关键是根据医生的建议，选择适合病况的支架，才能保证置入支架的效果。

六、置入支架越少越好，对吗

很多人认为手术置入支架，数量越少越好，避免身体的"异物"太多。其实，一次手术中需要放置几个支架，这是由病况决定的，使用的支架越多，表明病况越严重，手术之后再次发生堵塞的可能性越大。因此，无论是医生还是患者都不愿意多放支架。随着血管介入技术的不断发展及手段的不断更替，已经有了很多新颖的方法能够避免支架的置入，因此，支架置入的数量会日益少用了。

七、支架置入的副作用是什么

支架一旦置入体内，可以终身使用，基本上是没什么副作用的。但医用材料制成的支架毕竟是一种置入体内的异物，会对局部血管产生刺激作用，会引起血栓或再次堵塞。因此，置入支架需要服用相应药物，养成良好的生活习惯，定期复查，以延长支架为自身服务的时间。

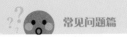

八、支架手术后需要注意的事项

置入支架并非一劳永逸，支架置入后还应注意下列事情，以便延长支架的使用时间。

置入支架后须按时服药，需服用 1～2 种抗血小板的药物和其他一些药物，以防止血栓形成及再次堵塞。

置入支架后须改变不良的生活习惯如吸烟、过度饮酒等，饮食上应注意清淡，多食果蔬，少食含胆固醇高的食物。进行适当的锻炼，以走路、散步等缓和的运动方式为主。

按时复查，一旦出现症状，配合医生尽早处理。

九、置入的支架堵了怎么办

下肢动脉放置支架后，如未遵医嘱按时规范服药，或基础病控制不佳，置入的支架内就有可能出现血栓或血管内膜过度增生导致支架的堵塞。根据支架堵塞后的不同状况，遵医嘱配合采取相应的处理方式。

若是在定期复查的过程中发现支架堵了，但又无缺血不适的症状，由此表示侧支循环建立得很好，无须做进一步的处理；如果术前缺血的症状复发或者出现缺血且逐渐加重，那就需要做进一步的处理了。

随着介入手段的不断更替，对置入支架再堵塞的处理方法也日益增多，通过介入方法可再次疏通堵塞的血管；若一时未能顺利疏通，也可考虑通过手术搭桥的方法解决。

第二节

动脉斑块

- 动脉硬化斑块：是动脉内膜增生的成分，可导致动脉狭窄或供血组织的缺血
- 斑块剥除：采用多种手术方式切开动脉，去除斑块，疏通血管
- 斑块切除遵循原则：根据斑块的位置、大小及形态，手术方式和手术风险充分评估，手术后维持相关治疗和监测

一、动脉内的斑块及其危害

众所周知的脑梗死，是因为动脉内像蜡状或砂石样物质的硬化斑块，或者是斑块继发血栓脱落导致脑血管堵塞。长在动脉里面的蜡状或砂石样物质就像水管里的污垢，这些"污垢"可以堵塞血管，在血流的冲击下还会脱落，脱落的这些"污垢"可以随着血流流向脑部，导致脑梗死。

二、动脉硬化斑块产生的原因

动脉硬化斑块是动脉内膜增生的成分。常由血液成分变化和血流异常导致。在吸烟、肥胖、高血糖、高血脂以及肾病等情况下，这些因素可促使血管内膜成分转化成硬化的钙质与脂质成分，沉积在动脉内膜处；血流紊乱也可促进硬化斑块成分的沉积，而动脉的分叉处往往是血流紊乱的地方，因此更易沉积，这

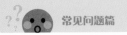

也是颈动脉的分叉部位最常发生动脉硬化及狭窄的原因。

颈动脉斑块的积聚可使动脉管腔狭窄或闭塞，斑块表面也可破裂形成血块。脱落斑块或血块随血液流动，进入大脑阻塞血液循环，导致脑细胞死亡，之后可引起患者的视力或言语障碍、瘫痪甚至死亡。

三、发现颈动脉斑块就要手术吗

一旦发现斑块就要手术去除吗？其实不是的。

颈动脉斑块去除手术存在风险，因此要等到斑块足够大，已经影响了血流，或者斑块不稳定有一定的脑梗死风险时，才需要手术。

这些情况下的斑块，最开始表现为短暂性的脑缺血症状，常表现为身体一侧麻木或虚弱、语词混乱或吐字不清、单眼或双眼均视物不清等。这些症状持续时间可能不长，主要与相应的血管堵塞有关。当动脉的狭窄直径在 70%～99% 时，即使尚未出现上述症状，也需要到医院手术去除斑块。

四、动脉斑块切除术前准备

手术前医生将根据患者的病史、体格检查和检查结果对动脉斑块作出诊断；常会使用超声仪器来进行检查，并根据斑块的严重程度进行分类和分级评估。超声是一项无痛、无害的检查，它能利用声波穿透组织与血管，探测颈动脉内部的结构，显示斑块的位置、大小以及血管的狭窄状况。另外还可以通过 CT 或造影观察血管内的状况，显示更为清晰，但这类检查有一定的风险，如创伤、辐射或造影剂过敏等。

五、动脉斑块手术并发症

因颈动脉为脑部的主干供血动脉，术中或术后会存在斑块脱落风险，因此有发生脑卒中的危险；又因动脉的周边有较多神经，神经受到损伤可能导致患者面部或舌的感觉运动障碍。

另外，如果患者存在其他基础疾病，则有心脏病发作等风险。

六、动脉斑块手术后注意事项

动脉斑块切除术后并非一劳永逸，仍有一些注意事项：①需要口服药物来控制危险因素，如高血压、高血脂、糖尿病；②需要口服药物抗凝；③养成良好的生活习惯，健康饮食，戒烟以及适当锻炼；④定期到医院检查。

七、其他部位的斑块如何剥除

斑块剥除术常使用在颈动脉与股总动脉上。这两个部位的血管斑块多为局限性分布，血管表浅，手术创伤相对较小。如果斑块分布非常广或位置深，或周围有重要器官，手术有较大的创伤及风险，大多不宜选择手术剥除。

八、微创去除动脉斑块的方法

1. 可使用斑块切削、旋磨或激光等。
2. 微创除斑块的目的是减少支架异物的置入，保持血管的长期通畅。

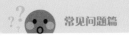

九、下肢动脉硬化病变常见的手术方式

动脉硬化或硬化性闭塞是指动脉变得僵硬，失去弹性，是动脉管壁斑块形成、钙化聚集的结果，导致动脉管腔的狭窄或闭塞，致使远端血流量进行性减少或中断。

动脉硬化是全身性疾病，身体内的动脉均可发生病变。若这种硬化性狭窄发生比较局限、位置浅表可以尝试开放手术剥除斑块。

对于深在的、长段的动脉斑块，手术剥除有一定风险与困难。目前已有一些微创方式处理狭窄或闭塞。例如，可以使用钢丝穿过闭塞段动脉，顺着这根钢丝，放入一个球囊，然后充盈球囊，扩张闭塞部位；如果扩张后仍狭窄或斑块回缩，可以放置支架进行支撑。目前的微创手术，既可去除斑块，又避免放支架。

十、微创除去斑块的优点

相对于球囊扩张与置入支架，微创斑块切除避免强行血管撑开，尽可能避免在血管内放置异物（如支架），可以有效避免关节部位的支架的放置，以减少支架放置后断裂、闭塞等并发症。同时，可以减少病变部位的斑块量，为血管的其他处理提供良好的血管条件。

第三节

人造血管

- 许多血管手术涉及血管重建，术中需植入人造血管
- 人造血管"搭桥"手术并非一劳永逸，术后需要预防感染、防止堵塞
- 术后需要规律服药、定期随访，养成良好的生活习惯，维护好自己的"生命之桥"
- 对于肢体动脉急、慢性缺血的患者，传统方法可以进行肢体动脉人造血管"搭桥"：用人造血管替代患者自身病变段动脉以重建血运
- 微创介入的方法是用支架将狭窄或闭塞的动脉血管撑开
- 人造血管"搭桥"就是另外开创一条血液通道

一、人造血管"搭桥"术后的注意事项

随着血管外科及血管缝合技术的普及，相当多的患者做了人造血管"搭桥"手术，因此，了解人造血管"搭桥"术后如何更好地维护好这条"生命之桥"非常重要，着重关注要点如下。

1. 术后活动要适度

由于人造血管的伸缩性较患者自身血管差，当人造血管附近的关节过度伸展或过度弯曲时，人造血管与自身血管吻合口会受到牵拉，可能被撕裂，也可能导致人造血管扭曲、变形，加上周围组织的挤压，人造血管可能变得狭窄甚至形成急性血栓。

由此，术后建议做适度的活动，比如起居、散步，注意上下台阶时脚的动作幅度，避免深蹲、跑步、登山等动作幅度较大的

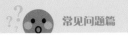

活动，还应避免"盘腿"等关节伸缩幅度较大的体位。

2. 遵医嘱规律服用药物

　　人造血管属于异物，在体内与血液接触时，有可能因为血小板聚集而导致人造血管内血栓形成；还常有因患者术后服药不规范，造成人造血管内血栓形成甚至闭塞。人造血管"搭桥"术后应遵医嘱正确服用抗血小板药（常用的有阿司匹林、氯吡格雷、替格瑞洛等）。

　　另外，服用贝前列素钠片、西洛他唑片、沙格雷酯片等扩血管药对改善肢体血供也有一定的作用；除此之外，他汀类调脂药物也是不可缺少的。

3. 养成良好的饮食习惯

　　根据动脉粥样硬化形成的原因，为确保下肢动脉的血流通畅，避免人造血管"搭桥"术后下肢动脉再狭窄或闭塞，建议患者戒烟、戒酒，杜绝高脂饮食，多食植物纤维素或高密度脂蛋白含量比较高的食物，如玉米、大豆、荞麦、芹菜、水果以及鱼类、坚果类食物等，可以改善动脉粥样硬化。

4. 感染性疾病可能导致人造血管感染

　　患者在人造血管"搭桥"术后发生任何感染性疾病时，细菌有可能随血流到达人造血管表面，由于这些植入的人造血管属于"异物"，缺乏机体特有的免疫力，细菌可能会在人造血管表面积聚和定殖，严重时将会发生人造血管感染，最终可能需要以手术方式摘除人造血管，而某些重要位置的人造血管摘除术甚至会危及生命。

　　人造血管"搭桥"术后若出现肺部感染、咽炎、肠炎、手脚软组织感染等时，应该立即到医院就诊，以便接受正规的抗感染治疗。一旦发生人造血管周围局部皮肤发红、肿胀、发热、疼痛等炎症表现时，应该考虑人造血管感染，更应该及时就诊。

5. 定期门诊随访

定期门诊随访能够保证人造血管的长期通畅性，减少不必要的并发症。门诊随访可以触摸远端动脉搏动及皮温情况，监测凝血指标，调整口服抗血小板药或抗凝药物的用量，避免过量服药引起出血等并发症或药量不足导致人造血管血栓形成。

门诊随访时间一般建议在出院后的 1 个月、3 个月、6 个月及 12 个月，以后每年 1 次，具体可与手术医生协商。

二、人造血管的使用寿命

一旦确定患者拟行人造血管"搭桥"手术，患者及家属都会反复询问："人造血管能使用多久？"

人造血管材料大多是聚四氟乙烯或涤纶材料，具有良好的生物相容性。同时，人造血管具有通畅率高、血流量大、能适应反复穿刺及反复扭曲等优点。聚四氟乙烯材料人造血管主要用于四肢、颈部血管的置换，涤纶材料人造血管主要用于胸、腹主动脉及上腔、下腔静脉等大血管的置换。

理论上，人造血管可以在体内永久存留。

那么，植入体内的人造血管能使用多久呢？

这主要根据患者的病变部位、病变性质、血管条件、血管内膜增生情况，术后是否服药、是否遵医嘱维护，人造血管及其材料等因素综合判断。如果各项情况都比较理想，则使用时间较长，大多可用 15～20 年（如胸主动脉置换后的人造血管）；但若病变血管条件较差，且术后不注重维护，使用时间则会缩短。

举例：17 年前有 1 例下肢股浅动脉外伤的患者，那时患者才 20 多岁，当时除了外伤部位，患者的其他血管没有病变，急诊行

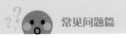

股浅动脉人造血管置换，术后遵医嘱服用阿司匹林，无吸烟、饮酒嗜好，也经常复查人造血管的通畅情况，该患者的人造血管目前依然非常通畅。

但是，尿毒症患者行人造血管的血透通路手术，这类患者血管条件相对较差，人造血管需反复穿刺，其使用寿命就大为缩短，经常因人造血管堵塞进行手术疏通，甚至因人造血管感染需要手术摘除人造血管。

因此，人造血管的使用寿命因人而异。

三、人造血管感染后的处理

如上所述，人造血管是一种移植物，不像人体的自身组织具有抗感染与自我愈合能力，人造血管缺乏机体特有的免疫力，如果发生细菌定殖，会发生严重的移植物感染，最终需要手术取出人造血管。

所以，从人造血管植入术开始就应遵医嘱配合避免人造血管的感染。术后发生肺炎、皮肤软组织感染等疾病者，应及时就诊，以便尽快控制炎症。

人造血管感染了，怎么办？

首先应及时就诊，用口服或静脉抗生素尽快控制感染，短期内炎症无法控制，就有可能需要手术取出人造血管。四肢部位人造血管的感染，处理相对容易，可以经其他途径避开感染灶，再重新植入一根人造血管，即使无法重建血管也可以通过截肢处理坏死的肢体。但是，胸、腹主动脉人造血管的感染处理起来就比较复杂，效果也较差，有时甚至是致命的。

四、人造血管堵塞的处理

人造血管与患者自身的血管一样，也会发生堵塞。

术后早期人造血管的堵塞往往与下列因素有关：①置入人造血管的近端或远端存在狭窄或闭塞；②患者的血管存在免疫炎症，且炎症未获控制，如血栓闭塞性脉管炎或多发性大动脉炎，血沉、C反应蛋白等炎性指标未恢复正常；③人造血管吻合口发生了严重的内膜增生等。

术后中远期（3个月后）人造血管的堵塞往往与下列因素有关：①人造血管及吻合口的内膜增生；②人造血管近端及远端自体血管的病变持续进展，出现新的狭窄或闭塞；③未遵医嘱服药、维护血管，或因为特殊体位，或做了剧烈运动，导致人造血管内急性血栓形成。

如果出现人造血管远端肢体的急性疼痛、发凉，皮肤苍白、发绀，无法触及人造血管远端血管搏动或震颤，往往首先考虑人造血管的堵塞，应及时就诊。

术后，必须遵医嘱正确使用人造血管，以延长其使用寿命。

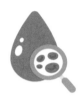

第四讲

与生活习惯有关的问题

第一节

想要血管好，应该吃什么

- 健康饮食可以很大程度降低心血管疾病以及癌症等慢性疾病的发病率
- 健康饮食除应关注食物材质还应同时关注食物的重量

中国有句俗话叫"民以食为天"，可见中国人自古都很重视"食"。随着人民生活水平的不断提高，对于饮食关注的焦点也从量转变为质。以前仅关心吃饱，现在关心怎样才能吃好。近年来各国都发布了各自的健康饮食推荐。结合中国人的饮食习惯，有以下推荐。

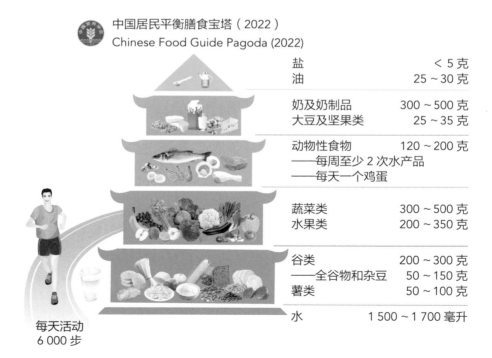

中国居民平衡膳食宝塔（2022）
Chinese Food Guide Pagoda (2022)

盐	＜5克
油	25～30克
奶及奶制品	300～500克
大豆及坚果类	25～35克
动物性食物	120～200克
——每周至少2次水产品	
——每天一个鸡蛋	
蔬菜类	300～500克
水果类	200～350克
谷类	200～300克
——全谷物和杂豆	50～150克
薯类	50～100克
水	1 500～1 700毫升

每天活动
6 000步

中国居民每日饮食搭配（中国营养学会2022年颁布）

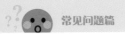

一、主食以谷类为主（全谷更好）

每天 1/4 至 1/3 的食物应为含淀粉的碳水化合物，包括面包、谷类、土豆等。含淀粉的碳水化合物可以提供人体每天活动所需的能量。其中最符合中国人饮食习惯的主食无疑就是谷类（如米饭、面条等）。而在谷类食物中，全谷类食物（糙米、全麦面包、燕麦等），由于其有可改善血脂异常的作用，且对血糖和胰岛素的影响更小，更优于精加工谷类。

二、多吃蔬菜和水果

蔬菜和水果富含维生素、矿物质、膳食纤维，且能量低，可以满足人体微量营养素的需要，保持人体肠道正常功能以及降低慢性病的发生风险。

每日进食量的一半应为蔬菜与水果，建议每天进食 5 种蔬菜水果。除了种类之外，建议果蔬颜色尽可能丰富多彩。颜色越丰富，越有可能摄取更多的维生素、矿物质等人体必需营养。在国外，冷冻蔬菜、罐头蔬菜、果汁等都可算作果蔬食品，而在国内则更推荐新鲜的蔬菜、水果。

三、摄入适量、优质蛋白

每日进食除了谷物、蔬果外，剩下的应为蛋白质。蛋白质可以是动物来源的，如各种肉类、蛋等，也可以是植物来源的，如豆类、坚果等。但是此类食物的脂肪含量普遍较高，摄入过多可增加肥胖、心血管疾病的发生风险，因此需要有选择性地适量进食。

1. 多吃鱼肉

建议每周吃两次鱼，其中一次是含油脂的鱼类。含油脂的鱼类主要为深海鱼类，如三文鱼、鳟鱼、沙丁鱼、鲱鱼、鲭鱼等。这些鱼类富含 OMEGA-3 脂肪酸，可以降低心血管疾病发生率。

2. 多吃精肉

所谓精肉，包括瘦肉、鱼肉、鸡胸肉等脂肪含量低的肉类。少吃肥肉，肥肉脂肪含量高，可以增加肥胖、心血管疾病发生的风险。

3. 适量豆类及坚果

豆腐、豆干、豆浆、豆芽、杏仁、花生、板栗、核桃、松子等，是对动物蛋白的有效补充。

4. 少吃加工肉制品

如香肠、熏肉等，过多摄入加工肉制品可增加某些恶性肿瘤的发生风险。

5. 适当进食动物内脏

如动物的肝、肾等，含有丰富的脂溶性维生素、B 族维生素、铁、硒和锌等，适量摄入可弥补日常膳食的不足，每月可食用动物内脏食物 2 ~ 3 次。

四、清淡饮食

1. 减少饱和脂肪酸的摄入

大多数人的饮食离不开油。除了丰富食物的味道外，食用油还可提供人体必需的脂肪酸，促进脂溶性维生素的吸收。但是，过多摄入饱和脂肪酸则会引起血脂升高，增加心血管疾病的发生率。饱和脂肪酸主要来源有肥肉、黄油、奶油等，因此做菜应尽量选用植物油，且控制在每人每天 30 克以内。避免进食过多蛋糕、饼干等含糖及饱和脂肪酸的食品。

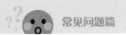

2. 控制食物中盐的摄入

摄入盐过多可以引起血压升高。要注意隐形盐，包括食盐、酱油等调料以及腌制食品、酱菜等过咸的食物。

五、多喝水

"多喝热水"似乎已经成了流行的一句玩笑话，但多喝水的确是健康饮食的重要组成部分。水是人体含量最多的组成部分，正常情况下，成人每天至少需要摄入 1 500 ~ 3 000 毫升水。人体补充水分的最好方式是饮用白开水，建议有限饮用牛奶和乳制品（每天 1 ~ 2 次），尽量避免饮用含糖饮料。

六、无须戒掉喜爱的食物

很多人喜欢高热量、重口味，甚至不那么健康的食物。为了达到健康饮食的目的，是否需要完全戒掉自己的这些饮食爱好呢?

答案是否定的。健康饮食更注重的是膳食平衡，不是不吃而是少吃。降低频率、减少分量、增加运动消耗等可以让人既享受到钟爱的味道又能保证身体的健康。

第二节

想要血管好，应该不吃或少吃什么

- 俗话说病从口入，许多疾病是吃出来的
- 不健康的饮食可诱发心脑血管疾病
- 肥肉中含有饱和脂肪酸，可引起高脂血症
- 蛋黄、未过滤咖啡可升高胆固醇
- 高盐饮食可诱发高血压
- 高糖饮食会诱发糖尿病、高脂血症
- 健康 = 遗传 + 环境 + 治疗 + 饮食方式

一、大鱼大肉

　　猪肉、牛肉、羊肉属于红肉，尤其是肥肉中含有饱和脂肪酸，经常食用会升高甘油三酯、总胆固醇与低密度脂蛋白胆固醇，造成肥胖，从而引起多种心血管疾病。

二、蛋黄

　　蛋黄会使人体胆固醇升高，加重、加速血管动脉硬化及斑块形成。应少量食用蛋黄，正常人每天可以进食一个。

三、动物内脏

　　过多食用动物内脏会引起人体血胆固醇升高、尿酸升高，造成痛风等疾病，危害健康。

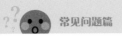

四、油炸食品

油炸食品，尤其是高温油炸食品可以使血脂升高，易诱发动脉粥样硬化，增加心血管病风险，建议不吃或少吃。

五、奶油蛋糕

起酥油、人造奶油及其制品如酥皮糕点，人造奶油蛋糕，植脂末等含有反式脂肪酸，过多食用会引起高血脂、高血压、高血糖，且易诱发动脉粥样硬化，增加心血管病风险。

六、食盐

有相关研究表明，盐的摄入多少与血压直接相关：每天减少 70～80mmol 的钠盐摄入量，也就是 4 克左右的盐，高血压病患者收缩压和舒张压分别降低 4.8mmHg 和 1.9mmHg，正常人血压分别降低 2.5mmHg 和 1.1mmHg。低钠饮食是安全有效的，我们需要注意的是低盐饮食，并不是无盐饮食！

七、酒精

研究表明，饮酒和出血性脑卒中有直接的剂量相关性。另外，过量饮酒可诱发肝脏疾病，可引起肝脏疾病如肝硬化，也可以引起其他相关的心脑血管疾病。

八、咖啡

　　未过滤的熟咖啡可升高血清总胆固醇与低密度脂蛋白胆固醇，不能饮用未过滤的熟咖啡，而饮用过滤的熟咖啡不会增加冠心病的风险。

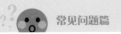

第三节

吸烟与血管的那些事

● 吸烟会对心血管系统造成重创，进而诱发心肌梗死、脑梗
  死、下肢动脉硬化闭塞症等多种血管疾病
● 戒烟小技巧：立即彻底戒烟，转移注意力，适当运动

一、吸烟对血管的伤害

烟草燃烧时会产生多种有害物质，其中对人体伤害最主要的有三种：焦油、尼古丁、一氧化碳。这些有害物质除了进入吸烟者的肺部造成相应损伤，还可通过呼吸系进入血液循环，损害全身的血管，从而导致动脉粥样硬化。

其具体机制：焦油物质会引起血管的炎症，进而破坏血管结构，扰乱凝血系统的平衡，促使血栓形成；尼古丁可以干扰脂肪代谢，促进脂肪在血管壁的沉积；尼古丁和一氧化碳会损伤血管内皮细胞，还会增高血液黏滞度并增加血液的凝固性；尼古丁会使血管收缩与痉挛。

随着血管的动脉粥样硬化，血管会逐渐狭窄，血流速度变慢，引发各种动脉狭窄性疾病如冠心病、颈动脉狭窄；动脉斑块一旦破裂或脱落，则会堵塞血管，导致动脉闭塞性疾病，如心肌梗死或脑卒中；动脉粥样硬化会破坏血管结构，导致动脉破裂或血管扩张性疾病，如动脉瘤或动脉夹层。

二、吸烟会导致哪些血管疾病

吸烟是引发血管疾病的危险因素，会增加各种血管疾病的发病率及其病死率。吸烟会促进不同部位血管的动脉硬化，从而诱发不同种类的血管疾病；每天吸烟量与持续时间长短，与各种血管疾病的患病风险成正比。

心脏血管的动脉硬化会导致冠心病、心肌梗死。吸烟使首次发生心肌梗死的时间提前 10 年，冠心病的患病风险增加 2 倍，使冠心病介入治疗后死亡风险增加 1.76 倍，支架内血栓形成风险增加 1.55 倍。

脑血管的动脉硬化会导致脑卒中。吸烟会使缺血性脑血管病的患病风险增加 2.5 倍，出血性脑血管病的患病风险增加 2.8 倍。

颈动脉硬化会导致颈动脉狭窄或闭塞。除了颅内脑血管的动脉硬化狭窄闭塞会导致脑卒中，颈动脉狭窄也会导致脑卒中。颈动脉狭窄引起的卒中约占总数的 45%。

腹主动脉硬化会导致腹主动脉瘤。吸烟会使腹主动脉瘤的患病风险增加 2 倍。

肾动脉硬化会导致肾动脉狭窄，进而表现为肾血管性高血压。肾血管性高血压占所有高血压病例的 5%～10%。

吸烟导致下肢动脉狭窄与闭塞所引起的最常见疾病是血栓闭塞性脉管炎及下肢动脉硬化闭塞症。血栓闭塞性脉管炎患者中吸烟者占 60%～95%。戒烟可缓解血栓闭塞性脉管炎患者的病情，再度吸烟则会使病情恶化。吸烟是下肢动脉硬化闭塞症最主要的诱因。吸烟使下肢动脉疾病的患病风险增加 10～16 倍，间歇性跛行风险增加 4 倍，截肢风险增加 2 倍。

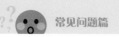

三、如何戒烟

吸烟的危害很大，但想戒掉却很难。吸烟者在戒烟过程中会出现"尼古丁戒断综合征"，也就是常说的"烟瘾"，它是导致戒烟失败的罪魁祸首。在戒烟的前三天，会表现得非常烦躁、焦虑，注意力难以集中，有一种非常想抽烟的冲动。很多人的戒烟行动都是在这个时间段里失败的。一个月之后，戒断症状会逐渐减轻，戒烟的成功率就会慢慢上升。

戒烟的三个小技巧，大家可以学习并宣传给身边吸烟的朋友。

1. 立即彻底戒烟

想要彻底戒掉烟瘾，立即彻底戒烟效果会更好，立即彻底戒烟比所谓逐渐减少吸烟量来戒烟会更有效。

2. 转移注意力

转移注意力可以增加戒烟的成功率，如将注意力转移到饮食上。抽烟可以让人的大脑获得快感，同样食物（如甜品、个人喜好的食物等）也有这样的功能。当进食这类食物时可以让大脑产生满足感，从而抑制吸烟的欲望。但这种方法也会增加戒烟者的热量摄入，有可能导致戒烟者体重增加。

3. 适当运动

吸烟可以刺激大脑分泌多巴胺。吸烟者一根接一根地抽烟，多巴胺被不断地刺激分泌，会让人感到放松。戒烟者没烟可抽，多巴胺分泌减少，使人感到郁闷。而有氧运动可以刺激多巴胺的分泌，效果与烟瘾者抽烟时相似。因此可以用有氧运动来帮助戒烟。戒烟者戒烟时心情低落，可借助有氧运动来改善心情。适当运动不但可以提高戒烟的成功率，而且还能提升人体的健康状况。

第四节

运动与血管的那些事

- 从血管病的角度看，古语"生命在于运动"的道理在哪里
- 什么是有氧代谢运动
- 心血管疾病的患者该如何通过运动来健身
- 为什么说运动在下肢动脉病的治疗中有着非常重要的地位

"生命在于运动"源自 18 世纪法国哲学家伏尔泰的著名格言。伏尔泰喜欢散步、跑步、击剑、骑马、游泳、爬山及日光浴等运动。直到 80 岁高龄时，还与朋友一起登山看日出。

众所周知，运动能够造就健康的体魄和心态。然而，运动也是一门科学，必须注意方法与适度。有些状态不宜运动或者不能剧烈运动，比如刚做完了大手术，有严重的心脑血管疾病，刚刚劳作一天十分疲惫，体质差、营养不良。

运动要注意适度，就常态而言，运动太少或过度都是有害的。有人听网上说"每天必须走一万步"，结果盲目坚持三个月后住院了，究其原因为运动量过大导致膝盖积水。再比如，有的马拉松比赛，会有参赛选手因剧烈运动死亡，其中不乏年轻人。因过度运动致病、致死的情形每年都时有发生。

每个人体质不同，一定要根据自身体质决定运动量；运动必须个性化、科学化，个性化、科学的运动方式还应根据个人营养过剩的程度来决定运动量的多少。营养过剩则说明缺乏运动，而营养缺乏则不能剧烈或长时间运动；体质差的人过量运动会出现头晕、摔倒甚至会危及生命，因此是非常有害的。

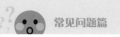

一、有氧代谢运动是增进健康的最佳方式

人体的健康来源于科学的运动，然而并非任何运动都有益于健康，也不是运动量越大、越剧烈，出汗越多，运动后越疲劳越有效。

相关研究表明，科学的有氧代谢运动是增进健康的最佳方式。

有氧代谢运动是指以增强人体吸入、输送与利用氧气能力为目的的耐久性运动。在整个运动过程中，人体吸入的氧气大致与需求相等。也就是说，人在运动中需要增加氧气的供给，而在有氧代谢运动的同时机体自身通过适度加快心率与呼吸，就可以满足这一需求，实现氧气供与需的平衡。

有氧代谢运动的特点是低至中等强度、有节奏、不中断且持续时间较长，该类运动对技巧要求不高，因此方便易行，容易坚持。

有氧代谢运动的常见种类包括步行、跑步、骑车、游泳、跳健身舞、做健身操、扭秧歌以及滑雪等，是一些中低强度但能持续时间较长的运动项目。无论年龄与性别，有氧代谢运动对促进身体健康、增强体质、治疗以及预防慢性疾病均具有重要作用。

与有氧代谢运动相对的是无氧代谢运动。无氧代谢运动是指肌肉在没有持续的氧气补给的情况下工作，运动中机体供应的氧气不能满足本身对氧的需求，在运动后得到补偿。因为没有氧气，所以热量的使用不充分，运动时间也受到限制。典型的无氧代谢运动是 100 米、200 米赛跑，以及各种高强度、短时间的项目，如跳高、跳远、投掷、负重推举等。这些运动虽然体现了对人类力量与速度极限的不断挑战与突破，但与有氧代谢运动相比却不那么利于人体健康。高血压病患者从事这些活动，无疑会导致血压急剧升高，甚至发生诸如脑出血的严重后果。

二、健康人的运动是什么

对健康人而言，运动的类型有很多种，跑步、快走、跳绳、瑜伽等，具体采用何种运动方式不必过于纠结，适合自身的即可。运动的主要形式：①有氧运动；②力量训练。两者可以相辅相成，还可以完美地塑造自己的身材。

无论何种运动，跑步也好快走也罢，如果这项运动未能达到有效运动的标准，那么对身体健康有益的效果也会较差。对于绝大多数的人来说，为了心、脑血管健康着想，每天的运动要达到中等强度的范围，或者是中等以上强度的运动方式。判断一种运动是否为中等强度或者中等以上强度的运动，则有一个标准的指标，就是查看运动时自身的心率。

对于尚无疾病且健康的人，粗略的办法是心跳每分钟要控制在 120 ~ 180 次，可以在运动时，自测自己的心率，或者是戴着计数准确的运动手环，都可以清楚地查看自己的心率。

三、心血管疾病的患者应如何运动

很多心血管病患者对于"运动"是心想但不敢，顾虑自身患有高血压病、冠心病、期前收缩（俗称早搏）……担心运动会引发脑梗死、心肌梗死、猝死等情况。于是很多患者选择了"安全"的散步，更有甚者只敢待在家中"静养"，不敢出门工作、旅游、交友等，以致生活质量降低。

其实，大可不必如此担心。大量的临床试验表明，适当而有效的运动不仅安全，而且能够明显地改善心血管疾病患者的血压、血脂、血糖等状态；改善冠心病患者心肌缺血的程度；有效延长和提高心衰患者的生存时间、改善其生活质量，且减少再次

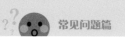

入院的概率；减轻心律失常患者的严重程度且减少发病频率等。

此外，运动还在改善情绪、提高睡眠质量等方面有着较好的效用。所以对心血管病患者而言，运动不但是"可以"，更是"需要"。

四、如何安全有效地运动

对患有心血管疾病（或高危因素）的人群，想要做到既安全又有效，运动的时间与频率应有较为规范的执行方案，而运动时的强度更是重要的影响因素。运动强度太小，起不到预期的效果；强度过大，可能加重心脏负担，适得其反。

1. 自我劳累感觉分级法

病情较轻且稳定者，可根据自身状态，把劳累程度按"很轻松、轻松、稍累、累、很累"分级，在进行一次运动或完成运动后自我感觉为"稍累"，则强度为最合适，即：自我感受"微微有些气喘"或是"无法非常轻松流畅地与旁人聊天"。需要注意的是，如果经过充分的休息后，第二天仍感到疲劳无法恢复，则说明强度过大，需要降低锻炼强度。

2. 运动前心肺功能评估

如果想要知道适合自身锻炼的精准强度，或者病情相对较重的患者，则需要在开始运动前到专业的心脏康复中心进行运动前心、肺功能评估。通过运动测试来评价自己的心肺耐力、测定无氧阈值以及运动时的心电、血压等指标的改变情况，并在此基础上制订个性化的运动处方，从而确保兼顾安全性与有效性。

3. 运动的时间与频率

除了强度之外，运动的时间与频率也非常重要。一次合理的运动建议包括约 10 分钟的热身、20 ~ 30 分钟的训练、约 10 分钟的肢体放松。如果刚开始运动或体质较弱的话，需要酌情增加热身及肢体放松的时间，同时缩短训练的时间。锻炼频率则应根据自身的状况，建议每周进行 3 ~ 5 次。

4. 选择适合自己的运动方式

民众熟知的运动方式大致如下。

（1）有氧运动：如跑步、骑车、登楼梯、使用椭圆机等。这类运动对于心、肺耐力的提升最为有效，且易进行，最为重要；上述运动能明显地改善心血管病患者的病情。

（2）抗阻运动：如弹力绳、杠铃、哑铃等。抗阻运动则能够增加力量、肌肉质量与肌肉耐力等，对于糖、脂代谢紊乱等心血管危险因素有很好的改善作用。

（3）柔韧性运动及一些综合性运动：如拉伸、太极、瑜伽等。可以全面地提高患者活动能力，改善生活质量。

具体如何选择，则需要根据自身状况、场地条件来决定。若想降低运动风险或初次开始运动缺乏经验，建议到附近的心脏康复中心，在运动心电监测等医学监督下进行运动康复锻炼。

五、慢性动脉缺血者的运动方案

慢性动脉闭塞（或称慢性动脉缺血、动脉硬化闭塞症）是指动脉血管经过长期慢性的病变造成一定程度的狭窄甚至闭塞，导致身体局部血流减少，从而出现相应的表现。下肢是人体最易发生动脉闭塞的部位之一，下肢动脉狭窄或者闭塞可以产生麻木、怕冷、跛行等症状，严重者会出现足部的溃疡与坏死，进而造成截肢。高脂血症、高血压病、糖尿病以及吸烟是引起慢性下肢缺血的最常见因素。现如今，最多见的截肢原因不是交通事故与运动损伤，而是下肢动脉的狭窄或闭塞。

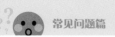

下肢动脉硬化闭塞症的治疗，除了开刀手术或微创的血管腔内治疗外，在手术治疗前、后，适当运动能够有效改善病情，明显地提升患者的健康水平。其原理是通过建立侧支循环来缓解症状。

六、何谓侧支循环

侧支循环是指当血管发生慢性狭窄或闭塞时，血流受阻，阻塞的主干血管附近的侧支血管就会逐渐发生扩张增粗，慢慢形成相互沟通的旁路，从而改善阻塞部位远端的供血。

动脉血管如同一条河流的主干道，若主干堵了，河水就不能正常地流向远方。但是如果就近存在一些小支流，河水就可以从这些小支流向更远的地方。人体动脉侧支循环的建立恰似这种支流的河道，是一种重要的代偿途径，在一定程度上，能有效缓解慢性动脉闭塞症的症状。

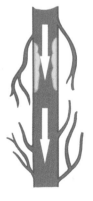 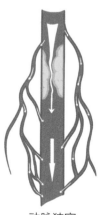 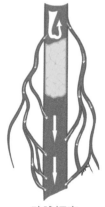

慢性动脉硬化　　　动脉狭窄　　　动脉闭塞
侧支循环储备　　　侧支循环建立　　　侧支循环供血

动脉慢性闭塞时侧支循环的代偿作用

1. 有效建立侧支循环

　　长期持续且合理的运动能够帮助自身建立有效的侧支循环。多项科学研究表明，慢性动脉闭塞的患者长期进行有氧运动，可以加快侧支循环的建立。

2. 下肢运动的具体方法

　　由于下肢是动脉闭塞经常累及的器官，因此针对下肢的运动已经成为非常重要的缓解病情的措施之一。与脑卒中后恢复神经功能的各项锻炼不同，为缓解动脉闭塞病情而进行的下肢锻炼，并不提倡特殊的运动方法。一般认为，多次重复进行的慢跑或行走，即可达到锻炼目的。

　　初次进行可以遵照循序渐进的原则。比如，由于病情的缘故，一个人的无痛行走距离为300米，那么下肢运动锻炼的具体方法是每次行走300米或多一点，每天多次重复进行。运动的次数与速度没有特殊要求，只需量力而行。必须注意每次运动需要尽量延长时间，以达到锻炼的目的。

3. 脑卒中后遗症，不能长距离走路的患者怎么进行运动锻炼

　　存在运动障碍者，可以根据具体情况适量进行下列动作：①下蹲站立，动作应轻缓，不能过快。低血压或者是头晕者应慎做该动作。②踝泵运动，即踮脚尖的运动，能促进小腿肌肉收缩。③屈伸膝运动，坐位屈伸膝关节数次，注意力度，始终应缓慢柔和。④平卧，血管堵塞的肢体抬高45度，维持1~2分钟，然后双足下垂于床边4~5分钟，同时双足和足趾向上、下、内、外各个方向运动10次。⑤行走锻炼，运动不便者务必应有细心的家属在旁照料，严防跌倒事件发生。

4. 运动能够代替口服阿司匹林治疗吗

　　运动虽然能够促进下肢侧支循环的建立，但并不能代替阿司匹林或者氯吡格雷等常规抗血小板药物对疾病的治疗。所有药物

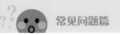

的应用必须严格遵医嘱。

5. 下肢锻炼注意事项

（1）适度运动：根据自身状况，循序渐进，切忌过度运动或超过运动极限。运动后若出现了下肢疼痛，千万不能继续强行锻炼，应适当休息调整后再锻炼；如出现剧烈疼痛，则应及时就医。

（2）避免效果不佳的运动：如太极拳、瑜伽，因为这类锻炼下肢的运动量不够大，故效果欠佳。

（3）考虑其他脏器的承受能力：如心脏与肺等器官。很多下肢动脉硬化闭塞症患者，合并有冠心病、慢性肺病等基础性疾病，若运动后出现不适，应该及时就诊。

（4）运动不是万能的：运动并不能取代药物、介入治疗等手术方法，病情变化较大时应及时就诊。即使病情一直维持稳定，也应该定期地联系专科医生及时随访病情。若是下肢缺血的患者，更多运动方面的问题，还可以咨询相关的血管外科专科医生。

生命在于运动，良好的健康状况源自良好的生活习惯。从医学的角度看，运动对于肢体慢性缺血状况的缓解有着不可忽视的重要价值，也是专科医生对各类下肢缺血患者的出院嘱托中，很重要的一项内容。

第五节

养生与血管的那些事

- 健康的血管是维持身体健康的重要条件
- 维护血管要从年轻时做起，即刻做起
- 维护血管健康主要从几个方面进行维护：健康的饮食，良好的生活习惯，适当的运动，正常的睡眠等
- 错误的养生方法易造成身心受损甚至威胁生命

古语"养生"，动词也，亦可为名词。原指道家通过各种方法颐养生命、增强体质、预防疾病，从而达到延年益寿的一种医事活动。养，即调养、保养、补养之意；生，即生命、生存、生长之意。

现代意义的"养生"指的是根据人的生命过程规律主动地进行物质与精神的身心养护活动。有关血管维护方面，人们常说"血管越健康，人的寿命越长"，但如今人们对于血管养生的认识参差不齐，有关血管养生的误区较多。

一、年轻人亦须注意血管养生

"医生，我现在才 30 多岁，还年轻呢，对于血管等到我老了再去维护就行了吧？年轻人不需要担心吧？"

医生：这种想法是错误的，事实上，血管斑块增生，从 30 岁以后就加速了，由于生活水平的提高，一部分人餐餐大鱼大肉、天天熬夜、昼夜颠倒、缺乏运动、长期吸烟、长期饮酒，导致血管内"垃圾"淤积，斑块增多，长此以往，定会加速血管衰老，造成不可逆的血管损伤。所以，维护血管要从年轻时就开始。

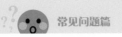

二、熬夜损伤血管

"医生，我由于工作原因，经常熬夜，这样是否对血管有损害？"

医生：是的，昼夜颠倒，会打乱血管的生物钟。三十岁以上的人大多是社会与家庭的中流砥柱，各种因素导致不可避免地成为"熬夜族"。就养生而言，晚上 11 时到凌晨四五点钟，是保证肝脏代谢血流的时间。熬夜时，心脑血管的生物钟会被打乱，导致体内过多地分泌肾上腺素和去甲肾上腺素，使血管收缩、血液流动缓慢、血液黏稠度增加。经研究证实，没有规律的作息时间和起床时间，或者每晚睡眠量不同的人，患心血管疾病的概率几乎是睡眠模式更为规律的人的数倍。

所以，按时睡眠，保证睡眠时间对于保护血管也是很有必要的。

三、多喝水对血管有益

"我平时不怎么爱喝水，只喝饮料，多喝水真的会有助健康吗？"

医生：当然会。喝水可以降低血液的黏度，减少血栓的发生概率。多喝水还可以加速身体的新陈代谢，减少血液内毒素的停留，使血管更健康。饮料内糖分与碳水化合物居多，还有不少食品添加剂等成分，少量饮用无妨，以饮料代水不可取。

"那我平时有什么饮水小技巧吗？"

医生：介绍一套科学的方法，睡前半小时喝一杯温开水，为不影响睡眠，以 350～500 毫升为宜；晨起后小口慢喝一杯温水，可稀释血液，减轻血管负担；若有起夜习惯，可趁此时喝一点水，因为很多心、脑血管疾病多发生在凌晨 2 点左右。

四、保养血管的两个简单方法

"医生，有没有一些简单的方法保护我的血管？"

医生：有的，培养下列两种习惯可以无须高昂的花费就能保护自身的血管。

（1）冷、热水交替沐浴：洗澡时候采用这种方法，能起到给血管做运动的功效。

当人的皮肤接触到冷水后，皮肤血管收缩剧烈，大量血液进入内脏及身体深部组织，扩张内脏血管；当皮肤接触热水后血管则会扩张，血液又从内脏流回到体表血管。此方法一来一回，冷、热水交替，仿佛给血管做体操锻炼，能促进血液循环，增强血管弹性。

方法：每晚睡前用冷、热水交替淋浴，热水温度为40~44℃，冷水温度为12~16℃。先冷后热，交替5~10次，每次持续2~3分钟，最后以热水浴结束。

（2）踝泵练习：一个10秒钟的动作，就能帮助疏通血管，预防血栓，这个动作就是勾脚。医学上有个专门的名词——踝泵练习，通过踝关节的运动，起到像泵一样的作用，增强下肢的血液循环，预防血栓的形成。

方法：双膝自然伸展，用尽全力勾脚10秒钟后再用尽全力绷脚，反复进行，在不引起疼痛的前提下不限次数，越多越好。每次勾脚、绷脚要尽量达到最大幅度，动作要尽可能缓慢、柔和，双脚同时做效果更佳。

五、按摩不能疏通堵塞的血管

"听说按摩可以疏通堵塞的血管，这种说法对吗？"

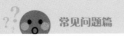

医生：错误。肩膀、颈部不舒服，按摩一下也许管用；但为了疏通血管，按摩的效果微乎其微。动脉血管堵塞、脂质斑块的形成，是一个漫长的过程，不论是按摩，还是拍打、针灸、拔罐等方法，都不能让血管变得通畅。

按摩无效倒也罢了，可怕的是某些情况下会有危险。比如下肢静脉血栓形成、堵塞血管时，按摩不仅不能"疏通"血管，反而可能造成血栓脱落。而这些堵塞物随血液流动，万一堵住了某条重要的血管（如肺、脑部血管），造成关键区域缺血，后果非常严重。

血管疾病知识篇

<139-323>

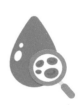

第一讲

下肢静脉曲张

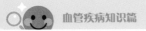

> ● 静脉曲张不容忽视，早防早治别偷懒
> ● 静脉曲张是指由于静脉高压、静脉管壁薄弱等多种因素，导致的静脉迂曲、扩张
> ● 随着时间的推移，静脉曲张的患者病情逐渐加重，出现下肢肿胀，皮肤瘙痒，甚至出现溃疡
> ● 静脉曲张的手术主要是阻断病变浅静脉的血供，效果较好

一、什么是静脉曲张

　　静脉曲张，顾名思义就是静脉的迂曲扩张。虽说"人往高处走，水往低处流"，但是人体的静脉系统却偏偏要"逆天"，把血液送到高处。随着人类逐渐进化成直立行走，帮助回流的静脉系统也进化出了静脉瓣膜用来对抗血流的重力。一旦这些瓣膜闹罢工了，静脉血便会出现返流，最终导致了我们常见的静脉曲张。据统计，在我国约有1亿人患有不同程度的静脉曲张。

　　影响静脉曲张的危险因素主要有以下几点：①与家族遗传有一定关系；②随着年龄的增长，患病的风险会增加；③女性更易患病；④长期久坐、久站的人群，如厨师、教师、服务员、白领等更易患病。

二、静脉曲张如何为非作歹

　　最初出现问题的往往是皮下的毛细血管，时间长了，程度加重了，皮下的血管扩张迂曲成团。长时间站立后，下肢可出现水肿、皮肤瘙痒、色素沉着甚至溃疡等表现。

　　一旦出现上述的症状，患者便应该警惕了。可以到医院进行进一步检查，如下肢静脉瓣膜功能检查及下肢静脉超声。瓣膜功能的检查明确返流的严重程度；超声主要是检查深静脉内是否存在血栓、狭窄或闭塞等情况，进一步判断静脉曲张的成因。

三、得了静脉曲张，是否"缉拿归案"

静脉曲张的患者有两句口头禅。

如果是在门诊，患者常常会说："我这静脉曲张不痛不痒的，需要治疗吗？"

如果是在病房，患者则又常常懊恼不已："哎，以前就是觉得不痛不痒就没管它，到现在这步田地！"

静脉曲张不管是轻微还是严重，早防、早治肯定是没错的。防主要是通过改善生活习惯，避免久坐、久站，通过小腿运动产生的肌肉泵作用促进血液回流，减轻血流的瘀滞。尽量减少过热的水泡脚或者过度按摩，两者都会对表浅的静脉造成损伤。有的患者，甚至喜欢用温度很高的水烫脚，娇嫩的血管肯定承受不了这样的"摧残"。除此之外，我们需要选择弹力袜防治静脉曲张，轻度的患者可以选择预防型弹力袜；中度的患者可以选用压力更高的治疗型弹力袜。

四、静脉曲张一定要做手术吗

提到手术，大部分人会有畏惧心理。症状性的静脉曲张往往需要进行手术治疗，其目的是改善症状、防止疾病进展到更严重的阶段。当患者自觉症状轻或者是出于各种原因暂缓手术时，可以用到之前提到的防治5招。这些方法只能减慢疾病的进展，并不能逆转疾病。

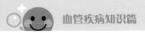

　　静脉曲张的手术目的主要是去除或破坏受损的浅静脉，从而改善问题静脉引起的症状。有人不禁要问："静脉都没了，会不会有很大的影响？"其实不然，静脉系统如同一个大的水利工程网络，当我们去除受损的静脉后，血液依然可以通过其他的路径回流。目前静脉曲张的手术方式包括了经典的剥脱术和其他微创的方式：如硬化剂注射、射频消融、激光等方式。

　　他们各有优势，经典的方式往往处理得更彻底，但创伤更大。新型的微创治疗方式美观简便，往往适用于病情较轻的患者。

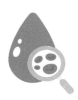

第二讲

下肢深静脉血栓

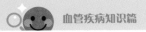

> ● 下肢深静脉血栓是指静脉血液在血管腔内的不正常凝结
>
> ● 多发于久坐、外伤、手术及有相关遗传史的人群
>
> ● 除了可引起下肢憋胀、疼痛之外，最严重的并发症是肺栓塞，可导致猝死
>
> ● 深静脉血栓重在预防；一旦发现，应早期治疗，避免出现严重并发症及后遗症

一、什么是下肢深静脉血栓

正常情况下，血液在血管腔里呈流动状态。发生病变时，流动的血液在血管腔某个部位凝结，形成血凝块，即称为血栓。血栓既可发生于动脉，也可发生于静脉。在静脉系统中，常见于腿部深静脉（被肌肉包裹，位置深，将血液引流至心脏的血管），故称为下肢深静脉血栓。

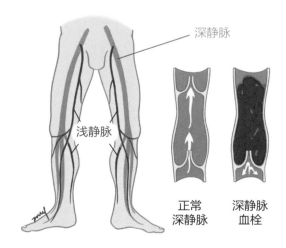

下肢正常静脉（中）和深静脉血栓（右）

二、哪些人群易发生下肢深静脉血栓

1. 各种因素导致长期卧床或者不能下地活动的人群，如骨折患者、肿瘤晚期患者、保胎孕妇、大手术后患者、长时间乘坐飞机（由此得名经济舱综合征）或火车的人群。

2. 各种原因导致的静脉管壁损伤，如手术、骨折、放化疗、静脉内长期留置各种输液导管等。

3. 遗传因素，直系亲属或近亲属中有深静脉血栓患者。

4. 长期处于某种状态或患某种特定的疾病，如肥胖、系统性红斑狼疮、糖尿病、肾病综合征等。

5. 长期使用某些药物，如强的松、沙利度胺、促红细胞生成素等。

三、如何发现下肢深静脉血栓的"信号"

血栓形成后，静脉血液回流至心脏的路程受阻，大量血液淤积在腿上，导致下肢肿胀、疼痛，以憋胀感为主，行走时加重，卧床抬高腿缓解。肿胀、疼痛的程度因病情严重程度而异，血栓范围愈广，上述表现愈显著，值得注意的是，大部分深静脉血栓好发于一侧肢体，发生于两侧肢体者较为少见。

四、下肢深静脉血栓的危害极大

由于血管走形、血液流向的原因，血栓一旦离开原来的血管壁，会随着血流经过心脏，最终"卡"在肺血管腔里，并将其堵塞，这种现象称为肺栓塞。轻者出现心慌、胸憋、气紧，重者嘴唇发紫、突然倒地猝死。故出现单腿肿胀合并心慌、气紧时，应立即就医。

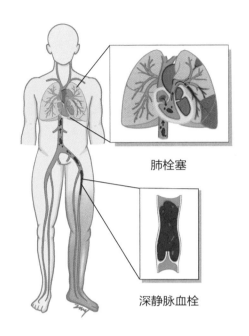

肺栓塞

深静脉血栓

五、下肢深静脉血栓的预防及治疗方法

1. 加强活动

通过走路或者运动，促进静脉血流动。如不能下地活动或没有足够的活动空间，可做踝关节运动、佩戴医用弹力袜或者使用间歇性空气压力装置。

2. 药物

包括两类，一类促进静脉回流，如迈之灵片；另一类是抗凝药，如低分子量肝素、利伐沙班等。后者需在专业医生的指导下使用，否则会导致出血等严重并发症。

3. 手术

手术治疗的主要目的是尽快溶解血栓，部分或完全恢复正常血流，缓解肿胀；同时预防肺栓塞。

手术方法绝大多数为微创，主要包括以下几种：①静脉内放置滤器（拦截脱落的血栓，预防致死性肺栓塞）；②将血栓旋切成小的碎片并从血管腔内抽吸至体外；③经导管使用药物溶解血栓；④静脉内放置支架。

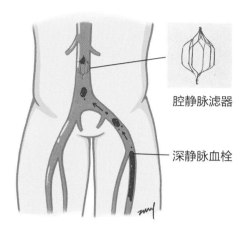

腔静脉滤器

深静脉血栓

第三讲

肺动脉栓塞

● 以各种栓子阻塞肺动脉或其分支为其发病原因的一组疾病或临床综合征的总称，最常见类型为肺血栓栓塞症，简称"肺栓塞"

● 肺栓塞常常是由于下肢静脉血栓脱落造成的

● 肺栓塞常表现为胸痛、咯血、呼吸困难、晕厥等

● 肺栓塞不积极予以处理，可发生致命性后果，需要积极预防和治疗

　　来自沈阳的张先生由于工作的原因计划从沈阳飞往海南，为了能看到美丽的海南风光，特意买了一个靠窗的座位。登机后一路上边看风景边和邻座聊天，越聊越投机，不觉几个小时过去了，一路没有站起活动。到达海南机场，张先生感觉腿部酸胀麻木、站起困难。张先生没有在意，拍拍腿活动活动才慢慢走向舱门，刚走几步张先生就感觉胸闷，眼前一黑就晕厥过去了，乘务人员紧急送张先生来到医院。在医院，张先生被诊断为"肺栓塞"，医生说这病来得晚了会丢了性命。

一、肺栓塞是一名沉寂的杀手

　　以各种栓子阻塞肺动脉或其分支为其发病原因的一组疾病或临床综合征的总称，最常见类型为肺血栓栓塞症（pulmonary thromboembolism，PTE），简称"肺栓塞"。

　　通俗地说，就是我们静脉血液循环里出现了血栓或其他异物，并顺着静脉血流进入肺的动脉循环，堵塞了肺的血管，造成了肺局部或大部分的血流中断，肺吸入的氧气也就不能与血液进行气体交换了。

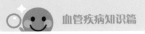

肺栓塞之后，一方面会因为肺的血流中断造成肺梗死；更重要的是，当人体正常呼吸时，由于氧气进入血液的途径被切断，人体吸入的氧气不能进入血液循环，所以就等于了没有氧气供应，这是非常可怕的事情。没有氧气人体的功能无法维持，会走向死亡，所以称肺栓塞为沉寂的杀手。

二、肺栓塞与一名德国的病理学家

80%～90%的肺栓塞来源于下肢深静脉血栓。堵塞肺动脉的栓塞物质大部分是由于人体的下肢静脉产生了血栓，当下肢静脉的血栓顺着静脉血流回流到心脏，再经心脏的肺循环进入肺，这些血栓就堵塞了肺的动脉循环，肺栓塞就产生了。其他部位造成的血栓或肺本身形成血栓，这种情况比较少见。为什么下肢会形成静脉血栓呢，这不得不提起一名德国的病理学家 Rudolf L. K.Virchow，他提出了形成血栓的三个原因。

1.当下肢活动量少，比如经常久坐，久卧时，血液流动缓慢，人体下肢易于形成血栓；前文提到的张先生就是久坐造成的，医学上称为"经济舱综合征"。

2. 当下肢静脉血管受到损害，比如外伤，或者血管内异物刺激，静脉血管易于受损而形成血栓。

3. 当人体患有肿瘤，或服用某些药物比如激素，或患有血液疾病，或全身炎症等一系列因素造成血液处于高凝状态，也容易形成血栓。

上述提到的三种因素常常合并出现导致静脉血栓或肺栓塞的发生。

三、哪些因素易患下肢静脉血栓和肺栓塞

1. 长期久坐

　　长期坐车或坐飞机缺乏活动，易形成静脉血栓。

2. 手术后患者

　　条件允许，要鼓励患者活动。尤其是产妇，月子里不能一直躺着。

3. 长期卧床的患者

　　如偏瘫患者尤需注意预防静脉血栓，下肢骨折的患者鼓励早期锻炼。

4. 肿瘤患者

　　肿瘤患者的血液处于高凝状态，易于形成静脉血栓。

5. 风湿免疫性疾病或者慢性肝脏疾病患者

　　这两类患者凝血功能容易紊乱，有可能出现静脉血栓。

6. 中心静脉置管患者

　　长期的静脉置管也容易造成静脉血栓。

7. 下肢静脉曲张患者

　　有静脉血栓病史的患者须坚持治疗和预防，以免静脉血栓复发造成肺栓塞。

四、肺栓塞有什么症状

　　1. 先有久卧、久坐，手术病史，或肿瘤病史，出现下肢肿胀。

　　2. 突然晕厥，突然胸痛、咳嗽、咯血、呼吸急促、呼吸困难。

　　3. 突然出现心衰，严重者休克、心搏骤停。

　　4. 轻者可仅仅偶尔咳嗽、一过性头晕、一过性胸痛。

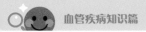

5. 出现走路胸闷、气短等不适。

另外，还有缺乏典型症状，其他病因不能解释的患者。

五、一旦怀疑肺栓塞，及时去医院就诊

并非所有的胸痛都是心脏有问题，可能是肺栓塞；并非所有的咳嗽、气促都是肺炎，可能是肺栓塞；并非所有的头晕都是脑血管疾病，可能是肺栓塞；并非所有的走路气短、无力是体弱，可能是肺栓塞。了解了上述这些，一旦怀疑自己得了肺栓塞，要及时去医院就诊。

六、肺栓塞怎么预防

1. 积极避免久卧、久坐。如果因各种不可抗力，需要长期久坐、久卧，应注意下肢活动，如踝泵运动。

2. 术后患者注意早点下床活动。

3. 高危人群应注意适当物理预防（穿戴弹力袜，气压泵治疗，下肢抬高）。

4. 下肢肿胀及时到医院就诊。

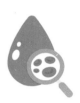

第四讲

下肢动脉缺血

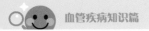

- 动脉为组织器官输送富含氧气和营养的血液，动脉阻塞会造成供血不足
- 下肢动脉缺血，轻者会行走困难，重者可能出现足趾坏死甚至截肢
- 下肢动脉缺血的常见原因是动脉硬化、脉管炎和栓塞
- 恢复血供的办法包括血管搭桥、介入球囊扩张和支架置入

第一节

下肢动脉硬化闭塞症

一、什么是下肢动脉硬化闭塞症

脂质沉积动脉内膜，形成斑块；早期的小斑块，在不影响血流时，是不需要特殊处理的，只需健康饮食，适当服用药物，控制斑块生长即可；随着斑块增大，动脉管腔越来越窄，引起血流通过障碍时，就是动脉硬化闭塞症了。发生在下肢动脉，临床上称为下肢动脉硬化闭塞症。

二、哪些人会得下肢动脉硬化闭塞症

下肢动脉硬化闭塞症的发病率还是很高的，随着年龄增长，55 岁以上的人相对患病比例接近 1/5。一旦出现了这种疾病，10 年之内，有 12% 的人需要截肢，如果出现疼痛严重，肢体重度缺血，那么该类人群的生存率会显著下降。有关的危险因素包括吸烟、糖尿病、高血压、高脂血症等。有冠心病和脑血管病的患者，同时患下肢动脉硬化闭塞症的比例也会显著增加。

如何发现自己患了下肢动脉硬化闭塞症？

下肢动脉硬化闭塞症最早期的表现轻微，主要是下肢感觉冷，发凉，麻木，或者有时候会有疼痛；进一步发展，会出现在快步走一段路后小腿疼痛，无法行走，休息后还能继续行走类似距离，这种情况称为"间歇性跛行"。如果怀疑自己早期患病，可以做一个初步的触摸检查，在第一和第二足趾之间的足背部，可以摸到一个动脉搏动，就是足背动脉，它是一个有弹性的血管，有脉搏搏动，如果这个脉搏明显减弱或消失，那就说明动脉可能有堵塞，需要去医院找血管外科医生就诊。当动脉堵塞进一步加重后就会出现休息时足部也疼痛，甚至脚趾坏死，这时虽然更容易发现，却属于相对晚期，可能耽误治疗。

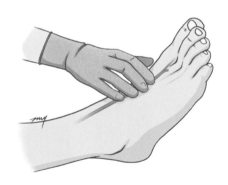

三、诊断下肢动脉硬化闭塞症需要做什么检查

到医院就诊，如果考虑此类疾病，医生往往会开出一些针对性检查。最简单方便且常用的就是彩色多普勒超声，能比较明确地诊断是不是有动脉堵塞。另外一个是血管功能检查，它主要是

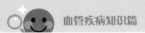

测量踝肱指数（ankle brachial index，ABI），就是我们脚踝部血压和上肢血压的比值，这个比值小于 0.9，就考虑可能有肢体缺血。此外，下肢动脉 CT 或者核磁能更直观地显示具体的血管堵塞位置和情况，主要是为了指导进一步的治疗。

四、下肢动脉硬化闭塞症如何治疗

疾病早期，感觉异常和间歇性跛行，可以保守治疗，即进行规律的医生指导下的运动锻炼，并且根据病情使用一些扩血管药物。当跛行严重影响生活、或出现休息时疼痛（静息痛）甚至足趾坏死时，就需要做手术或者微创介入治疗。手术是用自体静脉或者人工血管进行搭桥，把堵塞绕过去；介入治疗就是使用微创的方法，从动脉管腔内打通血管，清理堵塞，进行球囊扩张或者支架置入。现在新的治疗方法不断发展，清除动脉斑块、抽吸血栓、在血管壁上涂治疗药物都已逐步普及。治疗目的就是尽量保持血管更长期的通畅，提高生活质量，减少截肢的发生。

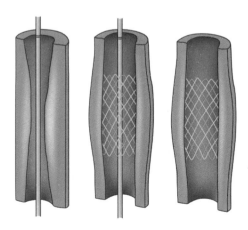

血管支架置入术

第二节
血栓闭塞性脉管炎

一、什么是脉管炎

说起脉管炎，大家会联想到老烂腿、糖尿病足，这是民间笼统的说法，其中还包含了一些静脉疾病造成的问题。医学上讲的脉管炎是特指常见于北方相对寒冷地区、跟自身免疫有关的下肢小动脉的炎症，血栓造成的血管堵塞和下肢缺血，全名叫血栓闭塞性脉管炎，英文名 Buerger 病。这种病跟吸烟有很大关系，青壮年男性多见，主要表现在小动脉血栓和炎症闭塞，症状类似动脉硬化闭塞症，但往往比较严重，由于是以小血管病变为主，手术或者介入治疗都有很大困难，容易造成足趾截肢。

二、脉管炎如何治疗

确诊了脉管炎，首先要戒烟，还要注意下肢保暖。注意，保暖是避免接触寒冷，并不是加热，缺血严重时，如果使用暖水袋之类的加热，往往会加速组织坏死。最后，要根据具体病情，在保守治疗、手术治疗、介入治疗中选择更合理的治疗方案，综合治疗来尽可能地挽救肢体，减少截肢。

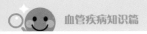

第三节

急性动脉栓塞

一、什么是急性动脉栓塞

动脉栓塞是最常见的下肢急性缺血的原因，是指心脏或者大动脉上的血栓或者其他栓子（如肿瘤）突然脱落，顺着血流堵塞下肢动脉（也可以是上肢动脉），而造成突发严重缺血。多见于房颤患者，心房黏液瘤等心血管肿瘤或者大动脉附壁血栓也会造成动脉栓塞。

二、急性动脉栓塞有什么表现

突然出现腿脚的发麻、疼痛、苍白、冰凉、足背脉搏消失等表现，要考虑急性动脉栓塞。这时要尽快找到血管外科就诊，因为动脉突然堵住，没有一个慢性侧支循环建立代偿的过程，缺血往往很严重，经常 6～8 小时就会造成肌肉组织坏死，一旦坏死，即使通过手术把血管做通，也会留下很大的问题。

三、急性动脉栓塞怎么治疗

动脉栓塞手术治疗还是比较容易的，就是进行动脉取栓术，通过一个很小的动脉切口把血管打开，用一个带球囊的导管，送到血栓远端，打起球囊，把血栓拉出来，然后缝合血管就好了。另外，介入抽吸血栓是一种微创方法，也在探索使用中。

急性动脉栓塞治疗最关键的就是及时，如果时间晚了，轻则出现神经缺血造成的足下垂，重则出现肌肉组织坏死，甚至截肢和危及生命安全。所以，一定要及时快速地就诊和治疗。

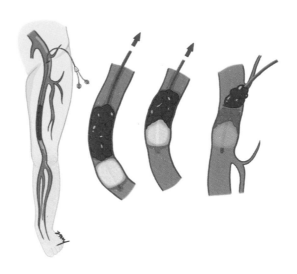

急性动脉栓塞取栓术

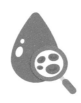

第五讲

糖尿病足

- 糖尿病足是糖尿病患者足部的并发症，常引起足部血管和／或神经病变
- 糖尿病足动脉血管病变具有发病早，动脉粥样硬化广泛，易累及中、小动脉的特点
- 糖尿病足表现为足部的破溃和／或坏疽，往往伴有感染
- 大部分糖尿病患者对糖尿病足的认识存在误区，往往错过最佳的诊治时机
- 严重的糖尿病足患者，不及时治疗或延误治疗可能面临致残和／或致死的风险

一、糖尿病足会导致截肢或截趾

郭大爷 70 岁，患糖尿病 10 多年，总认为自己身体非常好，血糖高点无所谓，平时不监测、不控制血糖，也不注意饮食，抽烟、喝酒更是家常便饭。最近一两年，郭大爷总觉得走路不如从前，走一段路就得停下来休息三五分钟，休息后还能继续行走，所以也就没当回事，总觉得可能是上了年纪腿脚不灵便了。一个酒足饭饱的晚上，郭大爷用热水泡脚时发现右脚背略有点儿红肿，也没有特别关注；第二天早起床时发现，右脚背肿得像个馒头，脚背及小脚趾如烫伤一样，表面有少许脓液渗出，伴有发热，于是到当地诊所就诊医生开了点退热药和消炎药；第三天，郭大爷右脚的红肿更厉害了，整个脚背出现水泡且伴破溃，脓液也明显增多，小脚趾已经发黑，这时候郭大爷感觉病情严重害怕了。其女儿上网查询后，猜测郭大爷应该是得了糖尿病足，网上建议到血管外科就诊，于是一家人火急火燎地赶到医院血管外科。

当时出诊的血管外科医生看过病况后建议住院治疗，并告知

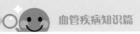

郭大爷如果错过治疗时机，病情进一步发展就有可能截肢或截足趾了。郭大爷这才意识到，自己平时不注意控制血糖，随意吃喝，竟然会酿成这么严重的后果。

郭大爷住院时的空腹血糖 23.54mmol/L，下肢血管 CT 影像发现：右侧大腿以远动脉血管闭塞，最终决定采用目前最先进的腔内微创介入手术疏通下肢闭塞血管，手术在局麻下顺利完成，同时手术清创伤口、截除坏死小趾、换药并控制血糖，足部血运改善伤口逐渐愈合，顺利出院。虽然截了一个小趾，但除此之外的均保住了，郭大爷一家人对血管外科医护团队表示由衷的感谢。

二、糖尿病足的病因

糖尿病足的病因目前尚不明确，一般认为糖尿病足是在糖尿病神经病变及血管病变的基础上，继而出现足部皮肤感染、溃疡和 / 或深部组织破坏。此外还与外伤、足畸形、水肿、足底压力异常增高等因素有关。

三、糖尿病足的日常表现

早期仅表现为下肢及足部的麻木、刺痛、足底有踩棉花感、皮肤发凉、发暗、色素沉着、下肢间歇性跛行、夜间疼痛，甚至出现皮肤破溃等症状。

晚期可出现皮肤溃疡合并感染，伤口难以愈合或愈合后再复发。严重者可出现足趾或 / 和足的皮肤发黑，同时伴有恶臭味（坏疽），甚至可导致骨折和骨头坏死。

四、糖尿病足溃疡难愈合的原因

1. 糖尿病患者如血糖控制不佳、长期处于高血糖状态，导致足部血管狭窄、阻塞，再加上足部为身体最远端，本来血供就差，因此很容易影响伤口愈合。

2. 糖尿病足患者下肢血管病变多累及中小血管，侧支循环差，一旦病变累及下肢血管主干，肢体远端极易出现缺血，导致足部坏疽。

3. 大多数患者合并神经病变，足部感觉减弱或消失，出现伤口时常难以察觉，发现就医时情况已较为严重，如局部坏死、严重感染等。

糖尿病足患者足部一旦破溃，伤口很难愈合，务必引起重视，及时就医。

五、糖尿病足的膳食

糖尿病足患者的合理膳食十分关键，也是治疗不可缺少的一部分。推荐在各类饮食方式的基础上，制订基于患者健康状况、个人偏好及良好依从性的，包含高营养密度食物且满足能量平衡要求的个体化饮食方案，促进溃疡的愈合。

膳食方式如下：地中海饮食，强调食物来源以植物（蔬菜、豆类、坚果、水果、全麦食物）为主，可食用鱼及各类海洋水产；以橄榄油作为主要脂肪来源；伴少（中）量奶制品；特别强调每周食用小于4个鸡蛋；尽量减少红肉摄入；可饮用少量红酒；几乎不食用糖或蜂蜜。

1. 素（纯素）饮食，素（纯素）饮食者可食用除肉类来源的一切食物，其区别在于素食者可食用包含蛋及奶制品等动物性来

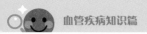

源产品，而纯素食者不可。

2. 低脂饮食，强调食用蔬菜、水果、淀粉类食物（如面包、苏打饼干、意大利面、全麦食物及淀粉类蔬菜），摄入优质蛋白来源蛋白质（包含豆类）和低脂奶制品。总脂肪摄入 ≤ 30% 总能量摄入，其中饱和脂肪酸摄入 ≤ 10%。

3. 极低脂饮食，在低脂饮食基础上，强调以富含膳食纤维的蔬菜、豆类、水果、全麦食物等，相对摄取高碳水化合物占总能量 70% ~ 77%（含 30 ~ 60 克膳食纤维），不仅减少烹调油，食物选用脱脂奶制品、鱼类及蛋白取代红肉，限总热量 10% 为脂肪及 13% ~ 20% 为蛋白质。

4. 低碳饮食，强调食用低碳水化合物蔬菜（如西蓝花、花椰菜、黄瓜、卷心菜及其他）；脂肪以动物产品、食用油、黄油及牛油果提供；蛋白质应来源于肉类、家禽类、鱼类、贝壳类、蛋、奶酪、坚果等；可包含莓类水果及绝大多数非淀粉类蔬菜。避免食用富含淀粉或糖类食物，如意大利面、米饭、土豆、面包及甜食。

5. 极低碳饮食，与低碳饮食类似，但对含碳水化合物食物的限制更为严苛。脂肪摄入成为总能量摄入的主要占比部分，超过 50%。为避免饥饿性酮症，每日保证摄入 20 ~ 50 克净碳水化合物（不含膳食纤维）。限制碳水化合物摄入与总热量摄入的占比 < 26%。

6. 降压饮食，强调食用蔬菜、水果及低脂奶制品，可包含全麦食品、禽类、鱼类及坚果；减少饱和脂肪酸、畜肉类、糖及含糖饮料摄入；控制食用盐摄入。

六、糖尿病足的预防

预防糖尿病足的发生，首先要注意控制好血糖，而日常足部的护理也占据着重要地位。足部护理的关键是要注意避免足部损伤，防止继发感染。

1. 糖尿病患者要注意穿鞋袜合适，不宜过紧、过硬。

2. 每晚洗脚的同时要检查足部与趾间有无水疱、抓伤或皮损。

3. 勤剪趾甲，不要留得太长，也不宜剪得太深，以防感染。

4. 每晚用温水洗脚，不宜使用过热的水以免烫伤。

5. 每天应检查鞋内有无沙砾、异物、趾甲屑等，鞋垫是否平整。

6. 鞋号要合脚，穿新鞋时不要穿太久，也不要马上就长距离走路，以免磨脚，出现足部损伤。

7. 避免使用热水袋、热宝等暖脚。

此外，糖尿病患者应戒烟、戒酒，因它们可加重糖尿病病情，并加速动脉粥样硬化。

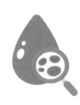

第六讲

颈动脉狭窄

- 颈动脉狭窄是指血液由心脏通向大脑的主要血管——颈动脉变狭窄
- 动脉粥样硬化斑块是导致颈动脉狭窄最为常见的原因
- 颈动脉狭窄病变位置多数情况位于颈动脉分叉处，累及颈内动脉
- 主要危害在于脑供血不足以及斑块碎屑脱落后导致脑梗死

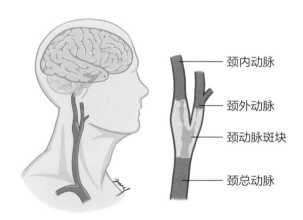

颈内动脉

颈外动脉

颈动脉斑块

颈总动脉

颈动脉供血

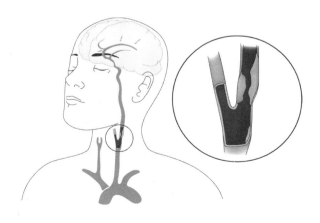

斑块形成

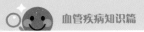

一、什么是颈动脉斑块

　　正常且健康的颈动脉是光滑、富有弹性的血管，为大脑血流输送提供了一个良好通道。但随着年龄的增长，脂质成分会在血管壁上沉积，即颈动脉斑块，这个过程也称为动脉粥样硬化，就如家里的水管，使用时间长了往往会生锈或堵塞，病情进展会发生颈动脉狭窄或闭塞。

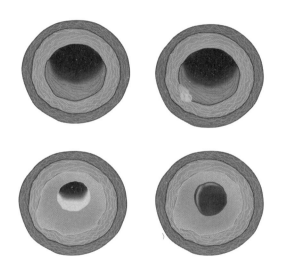

二、颈动脉斑块会导致脑梗死吗

　　通常只要颈动脉斑块尚未造成颈动脉重度狭窄（＞70%）或者斑块相对稳定，血流尚未受到影响，就不必过于担忧。此时，只需要纠正不良的生活习惯，戒除烟、酒，再加上适当的药物治疗，防止斑块的进一步增厚。

　　一旦斑块逐渐增厚变大，血管腔也会随之狭窄，斑块就有脱落风险，如果脱落到脑血管内会造成供血减少，致使患者产生肢体无力、短暂的失明或晕倒等症状。若有较大斑块脱落或导致血栓形成，堵塞脑部血管，则可能会引起脑梗死。

三、颈动脉狭窄的症状

大部分早期颈动脉狭窄的患者无临床症状。严重时可出现一系列脑缺血症状，典型的症状包括一过性的肢体无力、眼睛出现短暂的失明、突然间晕倒但是很快能醒过来，其他一般症状还有嗜睡、记忆力下降、头晕、头痛、耳鸣、视力减退、眼前发黑、四肢发麻、一侧肢体无力，甚至口角歪斜或语无伦次等。

四、能帮助发现颈动脉狭窄的检查

如果想检查颈动脉有没有狭窄，首先可以选择的是颈动脉超声，它是无创性检查手段，有简便、安全和费用低廉的优点，不仅可大致看出斑块的样子，粗略区分斑块是否结实，而且还可显示血流量、流速、血流方向及动脉内血栓，目前在筛选和观察发展情况时广泛应用。

如果超声发现斑块比较危险，医生可能建议患者行颈动脉 CT 血管造影（computed tomography angiography，CTA），到医院看病时有的医生会说"去做个 CTA 吧"，就是指的这个检查，它优点是能直接显示斑块。目前的血管重建可获得类似血管解剖的图像，并能显示钙化和附壁血栓等，还能展示血管变异及主动脉弓形态。对于手术方式的选择、手术难度的评估有极高的参考价值。

另外，有一种检查叫磁共振血管成像，除了可以显示血管外，还可以帮助我们比较准确地显示斑块是不是够结实，是否容易破裂和脱落等情况，对诊断和确定方案极有帮助。

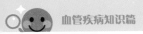

有些患者可能会遇到经颅多普勒超声这个检查，这是通过超声多普勒的血流速度及辅助试验来判断颅内血管狭窄、闭塞、颅外段血管狭窄及闭塞颅内侧支循环建立等情况，通常和颈动脉超声同时检查，从而对整个脑的血流情况有一个详尽、系统的分析和判断，为诊断、治疗及预后提供参考。结果主要是数字为主，需要请专业的医生进行分析判断。

最后一项是数字减影血管造影（digital subtraction angiography，DSA），当听到医生说 DSA 时就是指这个检查，它对身体有一定的创伤，需要穿刺血管进行。但是患者不必太担心，它的诊断相对是最准确的，通过它可以进行比较全面的血管显影，可以详细地了解病变的部位、范围和程度以及侧支形成情况，帮助确定病变的性质，了解并存血管病变如动脉瘤、血管畸形等。DSA 价格较贵，需要住院进行检查，存在风险，临床上很少单纯用于检查，多数情况是和治疗结合在一起的。

大家看了这些内容是不是有些收获呢？但要记住，以上的这些检查要找医生进行专业的诊断后再决定检查的时间和顺序，病情复杂时，关于颈动脉的检查比较多，要有耐心配合医生完成，以得到最好的治疗效果。

五、颈动脉狭窄保守治疗方法

首先是控制血压、血糖，戒烟，加强体育锻炼，控制体重；其次是服用他汀类药物降血脂；最后是服用阿司匹林等抗血小板药物抑制血小板聚集，预防血栓形成。

六、颈动脉狭窄手术治疗

1. 手术治疗的条件

无创检查提示：①狭窄程度大于等于 70%；②狭窄小于 70%，其他检查提示斑块处于不稳定状态；③狭窄 50%～69% 但有临床症状。

2. 手术治疗的方式及其选择

手术方式有颈动脉内膜切除术（carotid endarterectomy，CEA）和颈动脉支架成形术（carotid artery stenting，CAS）。颈动脉内膜切除术是开刀手术，是通过手术取出斑块、直接解除狭窄以恢复血管通畅。颈动脉支架成形术是腔内手术，是微创的办法，通过颈动脉支架的植入，使斑块贴壁从而解除狭窄。两种手术方式均可获得良好的治疗效果，具体手术方式的选择需要专科医生综合分析病情后决定。

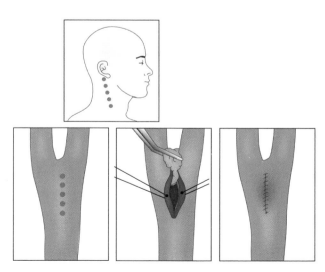

颈动脉内膜剥脱术图示

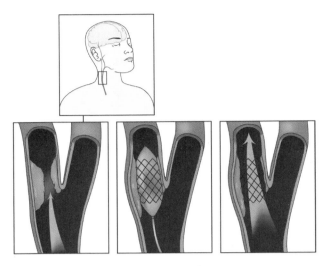

颈动脉支架植入术图示

以上这些是比较简单的建议，并不是绝对的，具体情况需要根据每位患者的特点综合作出判断，需要专业的医生进行分析判断，患者和家属需要详细提供病情，保持乐观情绪，主动积极配合进行治疗。

七、颈动脉手术后的注意事项

1. 出院后遵医嘱进行药物治疗。

2. 保持适度的运动，戒烟，保持情绪的稳定。

3. 如无特殊情况，术后 3 个月、6 个月、1 年常规复查颈动脉彩超，必要时复查颈动脉 CTA 了解血流通畅程度，评估神经功能，待病情稳定后，建议每半年或一年复查一次。由于术后有一定的复发率，如医生评估再狭窄率较高则可能缩短复查的间隔时间。

颈动脉狭窄患者常合并高血压、糖尿病等基础疾病，建议低盐、低脂饮食，口服降压、降糖、降脂药物。相关内容可以参见本书其他相关章节。颈动脉术后患者短期内存在血压波动的风险，一定要严格监测血压，维持血压在医生推荐的范围内，必要时于心内科或高血压科调整降压药。

八、如何预防颈动脉狭窄

在平常应该做到如下几点：首先要戒烟限酒，增加锻炼，控制血压、血糖、血脂；其次，在饮食方面要减少高脂、高盐、高糖和油炸饮食，增加谷物、蔬菜和水果的摄入；再次，在药物方面要严格按专科医生指导服用抗血小板、他汀类药物；最后，要常规体检，对于年龄大于 60 岁，有高血压、糖尿病、冠心病、高血脂、吸烟、肥胖和动脉硬化者建议每年常规检查颈动脉，以便对颈动脉狭窄早期发现和防治。

温馨提示：颈动脉狭窄的病情因人而异，在诊断和治疗过程中遇到任何疑问时建议到医院的专科就诊，避免延误诊治。

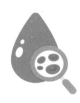

第七讲

椎动脉狭窄

● 椎动脉是除颈动脉以外人体内最重要的脑部供血动脉
● 椎动脉狭窄是一类能引发卒中，可能致残、致死的疾病
● 识别椎动脉狭窄症状，及时到医院检查，选择合理治疗方式可有效预防脑梗死

一、什么是椎动脉

椎动脉是将血液从主动脉输送至脑部的血管，左、右各一根，走行在颈椎两侧的椎间孔内，两侧椎动脉终末段在脑内会合形成基底动脉。椎动脉和基底动脉会发出很多分支小血管，分别供应人脑的枕叶、小脑、脑干、丘脑及内耳等部位。椎动脉是除颈动脉以外人体内最重要脑部供血动脉。正常双侧椎动脉血流约为 200ml/min，相当于全脑血流量的 1/5。

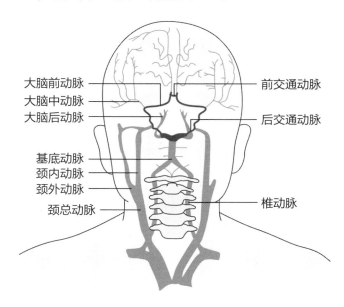

大脑前动脉　　　　　　　　　　　　　前交通动脉
大脑中动脉
大脑后动脉　　　　　　　　　　　　　后交通动脉

基底动脉
颈内动脉
颈外动脉　　　　　　　　　　　　　　椎动脉
颈总动脉

椎底动脉解剖

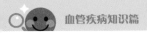
二、椎动脉狭窄与卒中有什么关系

当椎动脉发生管腔狭窄或堵塞引起椎动脉、基底动脉血流减少时就会出现相应的脑缺血症状。在所有缺血性脑卒中患者中有将近 1/4 与椎动脉狭窄或者堵塞有关。椎动脉或基底动脉病变所导致的瘫痪可能极具破坏性，有些类型死亡率很高，而且常被漏诊或被误诊。椎动脉狭窄性病变，特别是椎动脉起始部狭窄性病变并不少见，是仅次于颈动脉分叉处狭窄的第二个常见部位。

三、导致椎动脉狭窄的原因

引起椎动脉狭窄最常见的病因是动脉粥样硬化，与高血压、糖尿病、高脂血症、肥胖、吸烟等危险因素有关。其他病因还包括椎动脉夹层、血管炎等血管因素。某些严重的颈椎病可导致颈椎横突孔骨赘增生压迫椎动脉，引起外源性压迫狭窄。还有一些椎动脉狭窄则属于先天发育异常，可表现为一侧椎动脉全程纤细，而另一侧完全正常，患者没有症状，因此不属于病理改变。

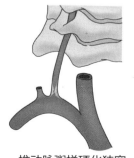
椎动脉粥样硬化狭窄

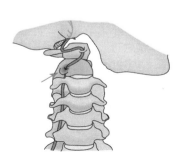
颈椎病压迫

四、椎动脉狭窄有什么症状

如果单侧椎动脉狭窄，程度不严重时，患者可以没有临床症状；但如果双侧椎动脉同时狭窄，患者就可以出现脑缺血的症状，表现为眩晕、复视、偏盲、耳鸣、恶心、呕吐、共济失调跌倒、发音困难、吞咽困难等症状，严重者甚至可以出现意识障碍，包括嗜睡、昏睡和昏迷等，也可以出现四肢瘫痪。

对于中年以后如果经常出现不明原因眩晕、平衡失调跌倒、恶心、呕吐、耳鸣等症状，特别对于伴有高血压、肥胖、糖尿病、严重冠心病等危险因素的患者更要警惕此病，及时到医院就诊检查。

五、椎动脉狭窄要怎么诊断

椎动脉狭窄的诊断主要依靠典型的临床症状同时结合相应的医学影像检查。

1. 磁共振成像（magnetic resonance imaging，MRI）是现有检出急性脑梗死最敏感的方法。磁共振血管成像还可被用来明确颈部大血管阻塞和颅内病变的部位和严重程度。

2. CT，对于有心脏起搏器或有不允许行 MRI 检查的患者，应该接受 CT 血管造影检查，除非有进行这些检查的禁忌证。高质量 CT 血管造影可被用来显示颅外及颅内血管情况，对评价椎动脉病变非常有用。

3. 彩色多普勒超声检查（简称"彩超"）也可被用来显示近端椎动脉情况，同时彩超检查还可以显示血流是顺行还是返流，有助于椎动脉狭窄间接诊断。

4. 数字减影血管造影（digital subtraction angiography，DSA）

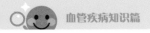

是诊断椎动脉狭窄的金标准，同时可以指导进一步微创介入治疗。

六、椎动脉狭窄要怎么治疗

1. 内科治疗

　　首先控制高血压、高血脂、高血糖、肥胖、吸烟等高危因素。其次，对于有大动脉狭窄和小动脉疾病的患者，均需采用抗血小板药物治疗。当影像学检查显示有动脉粥样硬化斑块时，还需使用他汀类药物。对于影响血流的极重度狭窄和椎动脉夹层的患者，必要时还需考虑抗凝治疗，以预防远端血栓形成和脑梗死的进展。

2. 外科治疗

　　在接受药物治疗的过程中如果患者还不断发生缺血性事件，应当根据动脉病变的性质和位置行外科手术或腔内治疗。传统开放外科手术包括动脉内膜切除术或椎动脉移植术。但由于开放手术并发症发生率较高，因此近年来外科手术治疗已不常见。采用球囊扩张和支架植入技术进行血管腔内介入治疗椎动脉狭窄，尤其是起始部的狭窄既安全又有效，已成为一种趋势。

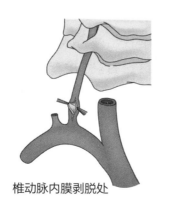

椎动脉内膜剥脱处

椎动脉内膜剥脱术

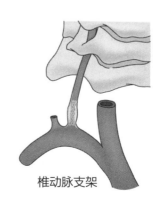

椎动脉支架

椎动脉支架

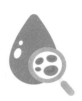

第八讲

锁骨下动脉狭窄

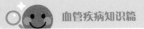

- 锁骨下动脉为上肢供应全部血液，同时为脑部供应部分血液
- 锁骨下动脉狭窄会导致上肢和脑部缺血
- 锁骨下动脉起始处狭窄或堵塞时，血液会从脑部逆流向锁骨下动脉，供应给上肢，即"窃血"
- 根据锁骨下动脉狭窄程度的不同，可采取改善生活习惯、药物、微创手术和开刀手术等不同的方法来治疗
- 手术后要长期服药，定期复查，预防再狭窄或闭塞

一、什么是锁骨下动脉狭窄

锁骨下动脉是从心脏发出以后在双侧锁骨下方走行的血管，主要为双臂和双手供血。同时，双侧锁骨下动脉还分别发出分支血管进入脑部，为脑部供应部分血液。由于这两支分支血管是自颈椎的孔隙中上行的，因此被称为椎动脉。

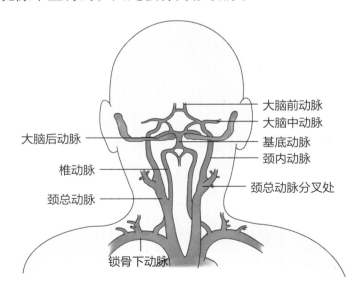

锁骨下动脉和椎动脉

部分中老年人由于动脉硬化而造成锁骨下动脉管腔变细变窄，导致通往上肢以及脑部的血流减少，称为锁骨下动脉狭窄。锁骨下动脉狭窄最常发生在起始部位，如果不及早治疗，管腔会越来越窄，直到最后完全堵塞。一旦出现锁骨下动脉狭窄，上肢和脑部的血流供应就会相应减少，出现不同程度的缺血症状。

二、锁骨下动脉狭窄有哪些表现

锁骨下动脉狭窄的症状可分为两类，一类是由于上肢缺血引起的，患者会感觉到双臂或双手无力、皮肤发白、手指麻木、疼痛或发凉、摸不到脉搏或脉搏微弱。在双臂或双手用力时，上述感觉会加重。狭窄一侧的血压低于另外一侧，两侧的差值一般都超过 20mmHg。另一类是椎动脉供血不足导致的脑部缺血症状，如头晕、看东西模糊、重影、走路不稳、口齿不清、吞咽食物困难等，甚至出现晕倒，在双臂或双手用力时更容易出现。

三、什么是"窃血"，为什么会出现"窃血"

所谓"窃血"，也称锁骨下动脉盗血综合征，是指锁骨下动脉起始处狭窄或堵塞时，原本流向一侧脑部的血液，会从脑部逆流向锁骨下动脉，供应给上肢，是脑部血液被锁骨下动脉盗取的意思。锁骨下动脉起始部位狭窄或堵塞后，上肢和脑部的血流就会减少，当上肢运动量增加时，无法通过锁骨下动脉获得足够的血液供应，就会通过锁骨下动脉的分支椎动脉向脑部"盗取血液"，椎动脉的血流不仅不会流向脑部，反而调转方向，自脑部流向锁骨下动脉，导致自身的血液被上肢盗走了一部分，从而出现脑部缺血的一系列症状。

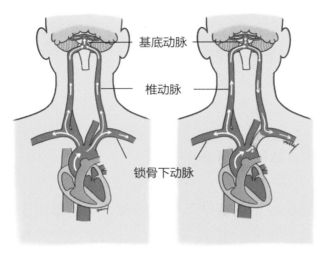

基底动脉

椎动脉

锁骨下动脉

正常后循环供血　　　　　　锁骨下动脉窃血

四、锁骨下动脉狭窄如何治疗

1. 保守治疗

　　迄今为止，没有任何药物可以消除斑块，打通狭窄或堵塞的血管，恢复血流。但是，通过改善生活方式，控制动脉硬化的危险因素可以延缓锁骨下动脉狭窄的发展，如适量运动、戒烟，积极控制血压、血脂、血糖，清淡饮食等。对于已经存在的锁骨下动脉狭窄，需要及时到血管外科就诊，遵医嘱服用抗血小板药物以及其他相关药物，定期检查，预防狭窄的进一步发展。

2. 微创手术治疗

　　如果锁骨下动脉狭窄程度重，或者通过检查发现存在"锁骨下动脉盗血综合征"的患者，上肢和脑部缺血症状明显，就需要尽早手术治疗。可以采用微创手术的方法，在大腿根部或上臂血管上穿刺一个几毫米的小孔，将细的金属丝通过狭窄或堵塞的部位，然后将支架等器材通过金属丝送入到狭窄或堵塞部位，扩张后将狭窄或堵塞部位支撑起来，就可以使锁骨下动脉管腔恢复通畅，血流量恢复正常，解除上肢和脑部的缺血。

3. 开刀手术治疗

如果病变严重，管腔已经完全堵塞，仍然可以首先尝试微创手术治疗。如果经过有经验的血管外科医生反复尝试仍不能成功，就必须采取开刀手术，可以通过血管转流也就是"搭桥"的方法绕过堵塞部位，恢复血流。

五、手术的危险性如何，术后有哪些注意事项

微创手术在局麻下操作，体表只有 1~2 个微小的穿刺孔，损伤很小，术后 1~2 天就可以康复出院。开刀手术损伤相对较大，需恢复 1 周左右。无论是微创手术，还是开刀手术，都是非常成熟的治疗方式，在有经验的血管外科中心均可完成。手术风险往往来自患者的全身情况，如高龄、高血压、糖尿病、冠心病、脑血管病等。

无论是微创手术还是开刀手术，术后都需要定期复查，长期服用药物治疗，以保持血管通畅，预防再次狭窄或堵塞。另外，戒烟、严格控制血压血糖血脂、清淡饮食等，也是维持血管通畅的重要措施。

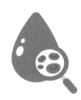

第九讲

肾动脉狭窄

- 肾脏的功能不仅有排尿，还有维持人体水电解质平衡
- 肾动脉与其他动脉一样会受到动脉硬化疾病的侵袭
- 肾动脉硬化性狭窄，其症状隐匿，易被忽视，但该病发展的后果十分严重，重症者可能需要通过肾透析维持生命
- 多种影像学检查可确诊肾动脉狭窄
- 目前在药物治疗的基础上，通过微创技术可以疏通肾动脉狭窄，以缓解症状，延缓肾功能下降

肾脏属于泌尿系统，就好比是人体的"污水处理厂"。人体内每天产生的代谢废物、多余的水分及电解质都要通过这个"污水处理厂"加工处理，回收利用；最终一部分回到体内，一部分被排出体外。肾动脉就像是运输污水的"水管"，将体内循环中的血液输送至肾脏。肾脏内部经过十分复杂的机制及多个环节，将加工后的"水"排入肾静脉，完成重吸收、再利用；之后剩余液体形成尿液排出体外。由于肾脏的"杰出工作"，体内的水、电解质可以维持精确的平衡，细胞可以正常地工作。甚至人体永恒的"发动机"——心脏都要依赖肾脏调节才能维持正常的血压与心律。

一、肾动脉堵塞了会怎么样

与其他动脉类似，肾动脉也会受到动脉硬化疾病的威胁，一旦发生了狭窄就会直接导致输入肾脏的血流量下降。但与冠状动脉、下肢动脉阻塞不同，肾脏血流量下降不会立即产生明显的症状，主要因肾脏具有强大的代偿储备功能，使其在供血量减少时会自行调节工作效率。有的患者会表现为血压升高，通过高灌注压，好似"过滤车间"加速血液流动提高效率，维持污水处理能

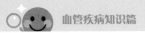

力以保证机体需要。这类患者与其他的高血压病患者无明显不同，可以通过口服降压药控制血压。然而，这是一种最让人视而不见的血管病。流行病学资料显示，我国的高血压病患者人数超过1亿（老年人更常见）。

很多患者认为肾动脉狭窄并不严重，不是大病；但是，这类症状不明显的疾病其结局是非常差的。首先，长期未获充足血供的肾脏会逐渐萎缩；其次，肾脏还会间接调控心脏，迫使心脏增加工作负荷，久而久之不仅肾脏功能受损，甚至可能影响患者的心脏功能；进而使肾功能逐渐衰竭，代谢废物在体内堆积，多余水分无法排出，心脏不堪重负。患者可以出现尿量减少、机体水肿、呼吸困难、心律失常。严重者只能依赖人工的肾脏替代治疗，也即透析来延续生命。

透析者的生活是比较痛苦的，是完全依赖医院生存的人群，一旦失去透析的支持生命就不能维持。目前，国内需透析者约数百万，对社会与家庭都是一个沉重的负担。据统计，目前肾衰竭透析的患者约有10%的患者是肾血管病造成的。因此，早发现、早治疗肾动脉疾病是有可能挽救肾脏，挽救生命及其家庭的。

二、怎样发现肾动脉堵塞

肾动脉狭窄最常见的表现就是高血压，那么高血压病患者中有多少是肾动脉狭窄呢？科学研究统计表明，高血压病患者中有3%～5%是肾动脉狭窄继发的高血压。一位严重的药物不易控制的高血压病，合并了冠心病和/或糖尿病的高血压病患者，患有肾动脉狭窄的概率就可能超过20%。若患有下肢动脉疾病或腹主动脉瘤，那就有超过30%的可能患有肾动脉狭窄。由此，建议首次发现高血压者，必须遵医嘱做肾脏超声检查，同时检测肾功能，以除外肾脏疾病。对一位长期高血压病患者，出现了药量逐渐增加，血压难以控制的状况，也需要遵医嘱行肾脏检查。对于合并其他动脉疾病的高血压病患者，也应定期检查肾脏。

诊断肾动脉狭窄最简单、有效的方法就是经济且无创的肾动脉超声。在检查之前，尤其是肥胖患者，一定要空腹且应排尽粪便，并配合医生的呼吸指令。若超声检查仍难以辨清，则需遵医嘱做进一步检查（如 CT 或磁共振成像）以明确肾动脉的情况，虽然检查费用略高一些，但也一定要查。除了这些影像检查，还需进行血液生化检验及尿液检验以明确肾功能的状况。

三、肾动脉狭窄者被确诊后的配合

肾动脉狭窄治疗的疗效直接取决于发现的早晚。若患者在首诊时肾脏已经萎缩，即使疏通肾动脉，肾脏的功能也难以恢复。医生能做的只能是尽量维持现状，延缓肾脏功能的进一步下降。

早期的肾动脉轻度狭窄者，尚未影响到肾脏血流量，应严格控制动脉硬化的危险因素：控制血压、血脂、血糖，戒烟，定期到医院检查。目前肾动脉的血管再通治疗最有效、最常用的就是微创手术，无须全麻。手术时，医生通过穿刺在股动脉开一个 2 毫米的小孔，通过一组细小的导管将球囊与支架输送到病灶处进行扩张、植入一根在直径 6 ~ 7 毫米的金属支架就可有效解除狭窄，恢复血流，维持肾脏正常工作。

不少患者通过介入手术疏通狭窄的肾动脉，血压获得改善，同时减少了口服降压药物的用量，肾脏功能维持稳定。当然，介入手术也不是万能的，患者一定要遵医嘱用药以及对生活方式进行调整，按时复查，才能更好地维护肾脏的健康。

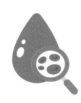

第十讲

肠系膜动脉与
静脉疾病

中国有句古话：民以食为天。人生在世，谁也抵挡不了美食的诱惑。如果肚子不舒服了，即使美食当前，又怎会食之有味呢？一想到这里，相信很多人会第一时间想到去医院就诊，但是不同疾病要去不同科室。

一、肠道缺血该怎么办

一位 60 多岁的傅老太平时身体健康，性格开朗。一年前出现饭后腹痛，且逐渐加重导致不敢进餐。日久老太太出现食欲缺乏、持续消瘦，痛苦不堪，体重也从最初的 60 多千克骤降到 38 千克。

傅老太多次就诊于消化内科或胃肠外科，做了肠镜、胃镜都未能查出病因。最后来到了血管外科就诊，被确诊为"肠系膜上动脉闭塞"。经主治医生向傅老太和家里人解释："肠系膜上动脉闭塞导致消化道供血不足，一吃东西，消化道需要的血液量更多，血供跟不上就会出现腹痛。"傅老太后来经过微创治疗疏通了闭塞的肠系膜上动脉，恢复了消化道的血供。老太太彻底摆脱了病魔，终于可以放心吃饭了，并且恢复了往日的健康，一家三代继续过着其乐融融的日子。

二、何为肠系膜上动脉缺血

如果将血液称为推动人体运转的"汽油"，消化系统绝对是耗油大户。普通人进餐后，消化道的血液消耗量可占到人体总量的 1/3。肠系膜上动脉是消化道的主要供血动脉，一旦出现管路的严重狭窄或者闭塞即可引起消化道的缺血症状，肠系膜上动脉的闭塞主要由动脉粥样硬化引起。导致的不适主要有：①每次餐后出

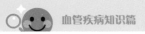

现腹痛；②因进餐后腹痛而不愿进餐；③体重逐渐下降。这又被称为肠系膜上动脉闭塞的"三联征"。

三、怎样才能确诊肠系膜上动脉闭塞

快速确诊的关键是到血管外科就诊。肠系膜上动脉缺血除了典型的"三联征"之外，诊断主要依靠先进的影像仪器，最常用的是增强 CT 检查，因其可清晰地看到肠系膜上动脉起始段的管道闭塞的状况。

四、肠系膜上动脉闭塞治疗方法

这些患者的症状主要是由于消化道"供血"不足，消化道缺血导致，通过各种方式恢复肠道系统的"供油"量，包括微创腔内治疗、开腹手术治疗与内科的药物治疗等三个方面。

1. 微创腔内治疗简介

微创腔内治疗与需要开腹的手术不同，只需要在大腿上穿刺一个针眼大小的穿刺点既可完成。腔内治疗有特殊的工具，常用如导丝、导管、球囊和支架，同时需要特殊的照射工具——数字减影血管造影（digital subtraction angiography，DSA），采用这些器具可观察到人体组织的状况。血管外科医生可以将导丝通过送到动脉上出现问题的位置，疏通闭塞的肠系膜上动脉，气囊扩张后再置入金属的支架进行支撑，以便维持血管的通畅。由此肠系膜上动脉的供血就能恢复正常。

2. 剖腹手术治疗简介

在全麻下行剖腹手术，采用的方式似"架桥"，就是从其他健康部位的动脉搭一座"桥"到达肠系膜上动脉闭塞远端，以便恢复肠系膜上动脉的血流。在微创治疗非常发达的现代，剖腹手术的应用将日益减少。

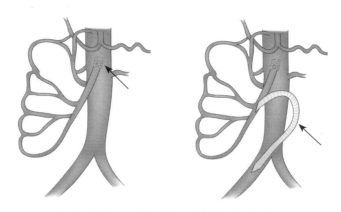

肠系膜上动脉闭塞开放搭桥旁路术

3. 肠系膜上动脉闭塞的药物治疗

药物治疗的目的是改善缺血症状、延缓病情的发展和增加消化系统的"供血量"。大部分的肠系膜上动脉闭塞是由于动脉粥样硬化所致，因此这些患者均需口服抗血小板药物（如阿司匹林）以及他汀类药物（如阿托伐他汀），这两类药物既是药物治疗的重要内容，也是微创腔内治疗与开放搭桥治疗后维持血管通畅所必需的药物。

"巧妇难为无米之炊"，没有足够的血液供应，人体的消化道就要罢工。肠道缺血——肠系膜上动脉闭塞并不可怕，早期诊断、找到对应的科室与医生恢复肠系膜上动脉的血流是治疗的关键。

第十一讲

动脉瘤

第一节

腹主动脉瘤

- 腹主动脉瘤不是肿瘤，是腹主动脉发生了瘤样扩张；而当扩张到一定程度，就有可能突然发生破裂，因此，腹主动脉瘤有时又被比喻成"不定时的炸弹"
- 大部分腹主动脉瘤患者并无症状，如果腹主动脉瘤突然引起了剧烈的腹痛，往往是动脉瘤破裂的先兆或已经发生破裂
- 确诊腹主动脉瘤需要专业的检查手段，比如超声和CT扫描
- 腹主动脉瘤是否需要手术治疗，需要医生根据每个人的情况进行判断，及时到血管外科就诊才是正确选择
- 腹主动脉瘤的手术方式有开放手术和微创手术，具体选择何种手术方式，需要有经验的医生对病情的仔细分析和判断，选择最适合的个体化方案

一、什么是腹主动脉瘤

主动脉是人体最粗大的动脉血管。心脏泵出的动脉血经由主动脉，再进入其分支供应全身，主动脉在腹部段称为腹主动脉。由于各种原因，腹主动脉的直径扩大超过了其本身直径的50%，就可以诊断为腹主动脉瘤。通俗地理解，就是原本呈直管型的腹主动脉，像吹气球一样发生了异常的扩张，而当扩张到一定程度，就有可能突然发生破裂，因此，腹主动脉瘤有时又被比喻成"不定时的炸弹"。

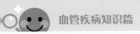

二、腹主动脉瘤有哪些表现

大部分腹主动脉瘤患者并无症状，偶尔患者自己无意中发现肚子上有"跳动的肿块"，或因其他疾病就诊时检查发现。如果腹主动脉瘤突然引起了剧烈的腹痛，往往是动脉瘤破裂的先兆或已经发生破裂。另外，动脉瘤增大后可压迫腹腔内的其他器官，如压迫肠道引起恶心、呕吐、腹胀等不适；压迫输尿管则引起肾积水等。

三、腹主动脉瘤有哪些危害

腹主动脉瘤带来的危害主要有三点：①增大的瘤体对周围重要脏器和组织造成压迫，影响它们的生理功能。②瘤腔内容易形成血栓，血栓脱落后阻塞下肢血管，导致肢体急性缺血坏死，如同日常生活中突然出现断水或断电一样。③在血流不断冲击下，瘤体逐渐增大，当超过最大耐受限度后，动脉瘤会突发破裂造成猝死。尽管动脉瘤与实体肿瘤完全是

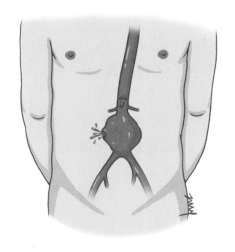

腹主动脉瘤破裂

两个概念，但一旦破裂，其致死的凶险度却超过任何实体肿瘤。

四、发现腹主动脉瘤，我们该怎么办

确诊腹主动脉瘤需要专业的检查手段。超声可初步筛查动

脉瘤，它安全、快速而且无痛。动脉 CT 血管造影（computed tomography angiography，CTA）是诊断和治疗主动脉瘤中最重要的影像学资料，能准确地对动脉瘤进行观察和测量。

检查出腹主动脉瘤后，患者及家属往往都会紧张地问："需要马上手术切除吗？"

腹主动脉瘤是不可自愈的，亦无药物可以治愈，最严重的后果是破裂出血致死。因此，腹主动脉瘤原则上应尽早手术。但早期动脉瘤破裂风险并不高，是否需要手术治疗，主要通过以下三点来判断：直径大小、增长速度、症状。具体来说，男性腹主动脉瘤直径大于 5.5 厘米，女性、高破裂风险的腹主动脉瘤直径大于 5.0 厘米；直径每年增加 1 厘米；患者有明显症状。当然，是否需要接受手术，远不止上面列举的三条那么简单，需要医生根据每个人的情况进行判断，及时到血管外科就诊才是正确的选择。

五、腹主动脉瘤的治疗方式有哪些

随着技术的进步，腹主动脉瘤的手术方式有了质的飞跃。过去治疗此病以开放手术为主，手术时首先阻断主动脉血流，切开动脉瘤壁，再用人造血管置换接合两端血管，最后将瘤壁覆盖缝合。就像修地下的水管，把路面全部撬开，然后换水管。患者比较痛苦，手术并发症较多。现在则主要采用微创的方法，通过血管腔内修复，在动脉瘤鼓起膨胀的部位，植入覆膜支架（一种带有金属支架的人工血管），将覆膜支架近端、远端和动脉瘤两端的正常血管贴合就可以了，使血液在人工血管中流动，这样就隔绝了血液对动脉瘤壁的冲击，消除了动脉瘤破裂的风险。这种手术方式如同打开窖井盖，就把地下的水管给修好了。腔内治疗较开放手术创伤小，恢复更快，为年老体弱的患者提供了手术康复的

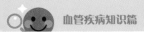
机会。尽管如此，我们也不能片面决定两种治疗方法的优劣，微创手术也存在一定的手术风险及并发症。需要有经验的医生对病情进行仔细分析和判断，选择最适合的个体化方案。

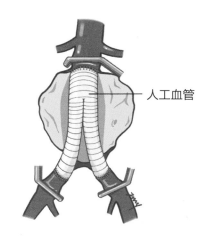

人工血管

腹主动脉瘤开放手术

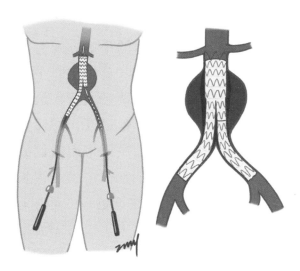

腹主动脉瘤支架置入术

六、日常生活如何预防和管理腹主动脉瘤

目前并未确定动脉瘤的直接病因，但它的发病与老年、男性、高血压、高血脂、吸烟、外周动脉粥样硬化、家族史等因素密切相关。要预防动脉瘤的形成，主要是防控引起动脉瘤形成的因素，加强对动脉硬化的防控，把血压维持在正常范围，养成健康的生活方式，戒烟，规律的运动锻炼，科学平衡的饮食，降低生活紧张状态等。如果你是 65 岁以上男性，有以下 1 种或以上危险因素：①吸烟，②高血压，③高血脂，④家族史，建议进行一次超声筛查。

如果你是经医生诊断暂时只需观察的患者，应避免做增加腹压的动作包括用力解大便、剧烈咳嗽喷嚏等；适度运动，避免剧烈活动；饮食方面宜吃软食易消化的食物，最好低盐、低脂；严格控制高血压；优化血脂；严格戒烟；定期行 B 超或是 CT 检查监测动脉瘤的大小。

即使是术后患者，也不可掉以轻心，仍需控制血压、血脂，随访复查。常规影像复查包括 CTA 或超声，观察血流是否通畅、人工血管或支架位置等情况，及时发现术后并发症。微创介入手术建议术后 1 个月、12 个月及以后每年行 CT 监测主动脉瘤变化。开放手术建议每 5 年复查主动脉 CT。

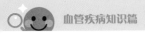

第二节

内脏动脉瘤

- 内脏动脉瘤是内脏动脉扩张形成的一个瘤样扩张的囊状结构，最常见的是脾动脉瘤
- 内脏动脉瘤一旦破裂，死亡率极高
- 内脏动脉瘤起病隐匿，一般是在腹部检查时意外被发现

内脏动脉瘤可以说是隐藏在人体肚子里的无声杀手。平时患者几乎没有什么症状，一旦出现腹痛，常提示动脉瘤即将或者已经破裂，死亡率可达 25% ~ 100%。而且随着人口的老龄化，动脉硬化患者的增多，其发病率逐渐增加。内脏动脉瘤到底是一种什么样的瘤？有什么症状？怎样提早发现它？有什么治疗方法呢？

一、什么是内脏动脉瘤

内脏（如肝、胆、胰、脾、肾、胃、大肠、小肠）动脉及其分支扩张形成一个瘤样扩张的囊状结构叫内脏动脉瘤。内脏动脉瘤不是肿瘤，而是一段扩张的动脉血管。内脏动脉瘤的发病率为 0.1% ~ 2%。内脏动脉瘤一旦破裂，死亡率可达 25% ~ 100%。内脏动脉瘤中最多见的是脾动脉瘤，占所有内脏动脉瘤的 60%，其次是肝动脉瘤（20%）及肠系膜上动脉瘤（6%）。

二、内脏动脉瘤有什么症状

内脏动脉瘤起病隐匿，往往无任何症状。它一般是在患者做腹部超声、CT、腹部磁共振等检查时意外被发现的。内脏动脉瘤如果出现腹痛症状，则说明即将破裂或者已经破裂，破裂后会导致大出血，危及生命。如果瘤体内形成血栓，血栓脱落则会导致远端动脉的栓塞，从而引起相应动脉供应区域的组织器官坏死，如脾梗死、肠梗死等。

三、内脏动脉瘤怎么治疗

由于内脏动脉瘤破裂的死亡率很高，所以一旦确诊应积极治疗。对于瘤体不大者，可严密观察，并控制好血压。如果是假性动脉瘤，有腹痛症状的真性动脉瘤，生长较快的动脉瘤（直径增长速度超过每年 5 毫米），育龄期女性的脾动脉瘤，胰十二指肠和胃十二指肠动脉瘤等，无论大小应尽早手术治疗。目前，手术方法主要是开放性手术切除及微创血管腔内介入治疗，如动脉栓塞术、覆膜支架腔内隔绝术等。

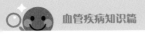

第三节

外周动脉瘤——周围动脉瘤

- 主动脉以外动脉区域发生的动脉瘤称为周围动脉瘤
- 周围动脉瘤的常见表现：搏动性肿物、局部疼痛、肢体肿胀等
- 彩超、CT 或磁共振等影像学检查可助周围动脉瘤的诊断

周围动脉瘤包括颈动脉瘤、四肢动脉瘤及内脏动脉瘤，且以股动脉瘤与腘动脉瘤最为常见。由于动脉瘤会破裂，甚而致命，及时就诊至关重要。

一、发生周围动脉瘤的原因

周围动脉瘤最常见的致病因素是动脉粥样硬化或损伤，其他病因包括各种类型的动脉炎、动脉中层发育不良、梅毒、医源性及感染性动脉瘤等。由于上述原因导致动脉壁病变或损伤，在动脉血流压力的作用下动脉形成的局限性膨出或梭型扩张性病变。

二、怎么知道得了周围动脉瘤

周围动脉瘤主要表现为搏动性肿物、局部疼痛、肢体肿胀等。

1. 局部搏动性包块

搏动性包块表面光滑，可伴有震颤。

2. 局部疼痛

局部可出现胀痛或跳痛，突然出现的疼痛或疼痛突然加重。

3. 压迫症状

动脉瘤压迫周围神经可引起感觉、运动障碍；压迫伴行静脉可导致肢体静脉回流障碍、肢体肿胀。

4. 栓塞症状

动脉瘤内血液可形成血栓，血栓脱落可栓塞远端的动脉，引起动脉远端供血组织器官的缺血坏死，如发生远端肢体的疼痛、苍白、发凉、麻木，感觉、运动功能障碍及肢端坏死等。

5. 破裂症状

动脉瘤可发生破裂引起大出血，严重时可发生出血性休克死亡。

三、需要做哪些检查来确诊周围动脉瘤

确诊周围动脉瘤最主要的是影像学检查。价格便宜且无创的检查就是超声检查。它可以描述瘤体的大小、瘤壁有无粥样斑块及附壁血栓。价格稍贵的 CT 或磁共振血管成像检查不仅可以描述瘤体的大小、形态、瘤腔有无血栓等情况，还可以了解动脉瘤与周围内脏脏器间的关系，排除其他内脏器官疾病。

除此之外，有创的数字减影血管造影检查，也可以了解动脉瘤的大小、范围、有无附壁血栓，为确定诊断及决定手术方案提供依据。

四、怎么治疗周围动脉瘤

周围动脉瘤一经确诊，应根据其病因、部位、大小、附壁血栓等情况，综合分析后制订治疗方案。部分风险较低的患者可密切随访，观察变化，无须手术治疗。常用的手术方式有动脉瘤切除、动脉重建术、动脉瘤介入微创治疗。

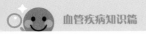

第四节

感染性动脉瘤

- 感染性动脉瘤虽然发病率相对较低，但临床表现复杂多变，诊断困难，且容易破裂，所以最终的致残率和死亡率很高
- 感染性动脉瘤治疗的基本原则包括控制出血、清除感染病灶、重建血管

最近收治了一位患者老李。老李的症状主要是右侧腰背部及右侧大腿疼痛，病程中有反复发热，最高体温 39.3℃，在医院骨科就诊并准备做腰椎手术，术前做盆腔 CT 检查时发现右侧盆腔有一个巨大髂内动脉瘤，瘤体周围有广泛的炎性渗出，浸及部位邻近腰椎。医院急忙把腰椎手术停了，将患者转至血管外科，结合病史、血常规以及 CT 影像表现，考虑为右侧感染性髂内动脉瘤。抽取外周血标本做血培养后，立即根据经验使用静脉类抗生素进行治疗，抗生素使用期间，患者仍有间断低热，所以血管外科医生决定行急诊手术，患者比较幸运，感染病灶仅累及右侧髂内动脉，髂外动脉并没有明显累及，所以仅仅做了右侧髂内动脉结扎，以及瘤腔清创，并在瘤腔留置引流管，术中取出的手术标本培养有沙门氏菌感染，根据培养及药敏结果改用敏感抗生素进行治疗，出院前改为敏感的口服抗生素继续治疗。

一、什么是感染性动脉瘤

感染性动脉瘤包括霉菌性动脉瘤或细菌性动脉瘤，占动脉瘤的 0.5% ~ 2.0%，是指因外界细菌或真菌侵入血管壁或血液携带细菌等微生物定殖于血管壁引起的动脉瘤。感染性动脉瘤很容易破裂，造成胸、腹腔大出血，血肿形成以及休克，可以向胃肠道破溃出现呕血、黑便，甚至可以向邻近静脉破溃造成动静脉内瘘、心力衰竭，临床表现复杂多变，所以诊断比较困难。虽然不多见，但是感染性动脉瘤最终的致残率和死亡率很高。

感染性动脉瘤主要是动脉内膜在粥样硬化或损伤的基础上受到各种细菌等的直接侵袭所引起的，病原菌以沙门氏菌属最为常见，一部分感染性动脉瘤可能由动脉穿刺所致。感染性动脉瘤主要的临床表现有发热、疼痛（胀痛、跳痛或触痛）及局部搏动性肿块，常见发病部位有腹主动脉、股动脉、髂动脉以及胸主动脉，各部位感染性动脉瘤的常见病因有所不同。

二、感染性动脉瘤的诊断

如果出现上述情况应尽快到专业的血管外科就诊。除上述典型的临床表现，明确诊断还有赖于病史资料、CT 检查，结合白细胞计数增多、红细胞沉降率增快、C 反应蛋白水平上升等全身感染的表现，最重要的是要做血液和 / 或病变组织的培养。

据统计约 70% 的感染性动脉瘤患者血培养呈阳性。但是，感染性动脉瘤的术前确诊率不及 50%，由于瘤体常常迅速增大并可突然破裂致死，早期诊断对提高疗效至关重要。

三、感染性动脉瘤的治疗

感染性动脉瘤的治疗非常棘手。目前，除抗感染治疗外，感染性动脉瘤尚没有标准的治疗方案，应根据患者的具体情况，包

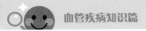

括瘤体的位置、感染的程度、患者全身状况等，制订个体化的治疗方案。

治疗的基本原则包括控制出血、清除感染病灶、重建血管。控制出血是指在动脉瘤破裂或有比较高的破裂风险时通过手术或腔内介入的方法立即控制出血；清除感染病灶包括使用静脉类抗生素、外科方法进行动脉瘤或感染灶的清创；重建血管指感染的动脉瘤切除后，通过手术或腔内介入的方法重建感染性动脉瘤的远端组织、器官血运。如果在感染区域内进行血管重建应彻底清创并尽量使用患者自体血管（如大隐静脉等），如果是用人造血管进行血管重建应该尽量避开感染灶，在感染区域内的腔内介入治疗相当于在动脉瘤的脓腔里塞了一个支架，其结果可想而知，所以应尽量避免。

感染性动脉瘤的治疗应以开放手术为主要的治疗方法，腔内介入治疗适用于部分患者，尤其是患者发生瘤体破裂出血又无法耐受手术时，作为紧急措施或者为下一步开放手术中控制出血创造条件。

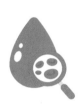

第十二讲
动脉夹层

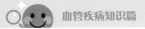

- 动脉是心脏向全身各个部位输送血液的管道，正常的动脉壁由三层构成：内膜、中膜和外膜，如同三夹板
- 当动脉壁无法承受血流的压力时，会发生撕裂、分层，三夹板被劈开，沿着动脉管道走行的方向撕开，形成两个腔，撕开的地方扩展形成假腔，原来的管腔称为真腔（上下两幅图从不同角度显示动脉夹层）
- 动脉夹层可以发生在全身各处的动脉，例如胸主动脉、腹主动脉、颈动脉和内脏动脉等，其中以发生在主动脉的夹层最为多见、危害最大

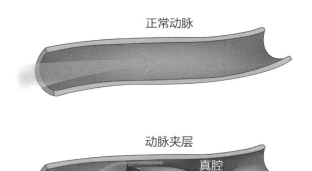

动脉夹层图示

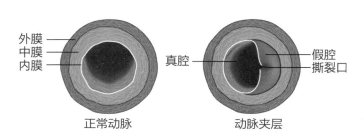

动脉夹层图示

动脉夹层的形成有多种原因，可以归结为以下两类。

1. 动脉壁受力过大

当血压太高，超过了动脉壁所能承受的极限时，就会导致动脉壁撕裂，这也是导致动脉夹层最主要的原因；另外，外力使动脉过度伸展、牵拉或严重扭曲，也可以导致动脉壁撕裂。

2. 动脉壁强度降低

如动脉粥样硬化、结缔组织病（如马方综合征）、感染、外伤、遗传因素等，破坏了主动脉壁的结构，导致撕裂。

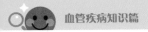

第一节

主动脉夹层

张先生五十多岁，自己开了个小企业，每天起早贪黑地工作，平时脾气也比较急躁。体检时偶然发现有高血压，但他觉得并没有什么不舒服，平时也身强力壮，就没有重视。最近公司出了一些问题，张先生连续加班几天都没有解决，情绪比较激动，突然间觉得胸口和后背正中的位置出现了撕心裂肺般的剧痛，并且沿着脊柱一路向下牵扯到了左腿，痛到无法站立，大汗淋漓。同事连忙拨打 120 急救电话，急救人员到场后，测量血压竟高达 200/150mmHg（正常血压不超过 120/80mmHg），到医院后做了增强 CT 检查发现是危险的主动脉夹层，并且导致了左下肢缺血，经过急诊的腔内手术治疗，采用一枚带隔离膜的支架成功地封堵住了破口。术后经过几天的恢复，张先生康复出院。

一、主动脉的位置

主动脉是人体内最粗大的动脉血管，由心脏发出，是向全身输送血液的主干道，在不同的部位有不同的名字。从心脏发出的这一段是升主动脉；接下来，主动脉弯曲并向下拐弯，形成一个弓状结构，称为主动脉弓，在这一段，发出了三条重要的分支到头颈部和上肢；弯曲过后，主动脉沿着脊柱向下行，在胸部的叫胸主动脉，到达腹部后叫腹主动脉，中途发出很多分支到内脏器官。

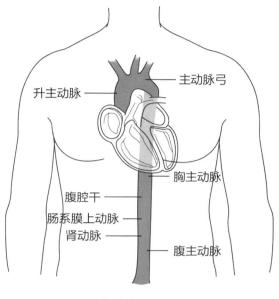

升主动脉

主动脉弓

胸主动脉

腹腔干

肠系膜上动脉

肾动脉

腹主动脉

主动脉示意图

二、主动脉夹层的症状

　　主动脉夹层的症状与心肌梗死有些相似，除了个别患者疼痛不明显之外，大多数患者有撕心裂肺般的剧痛，通常发生在胸腹部或者腰背部，随着夹层波及范围的不同，疼痛还可延伸至头部、腹部以及下肢等各个部位（详见胸痛章节内容）。同时，还可能伴有呼吸急促、一侧手脚活动不便等症状，严重的还会引起重要器官的血液供应受阻或者破裂大出血，导致猝死。

三、主动脉夹层的类型

　　主动脉夹层可以发生在主动脉的任何部位，比如胸主动脉、腹主动脉，或者同时波及多个部位。根据波及部位的不同，一般

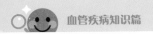

将主动脉夹层分为 A 型和 B 型。当由心脏发出的这一段血管（升主动脉）发生了撕裂时，我们将它称为 A 型主动脉夹层，这也是最容易导致死亡的动脉疾病；当升主动脉未受波及，而其他部位的主动脉发生了撕裂时，则是 B 型主动脉夹层。主动脉夹层可以从胸主动脉一直向远端撕裂到腹主动脉，如果主动脉夹层只影响到腹主动脉，就叫腹主动脉夹层。

四、主动脉夹层的危险性

主动脉夹层的危险性非常大，可引发主动脉破裂大出血、心包填塞、脑卒中、截瘫、内脏缺血坏死、肢体缺血坏死等，这些一旦发生即可导致死亡。撕裂的位置越靠近心脏，或者出现组织脏器缺血，死亡的风险就越高。因此，一旦出现胸背部撕裂样疼痛等症状，就要马上拨打 120 急救电话。

五、怎样检查发现主动脉夹层

普通的胸部 X 线片不能显示主动脉撕裂，需要通过打造影剂的 CT 检查才能发现。

六、主动脉夹层需要做手术吗

单纯药物治疗并不能使撕裂的主动脉愈合，多数情况需要手术治疗。

A 型主动脉夹层撕裂的位置靠近心脏，大多需要进行紧急开胸手术，切除掉撕裂的主动脉，然后将一段人造的血管缝合上去以代替原来的主动脉，过程中需要用机器来代替心脏泵血，手术的创伤和风险都很大。

对于 B 型主动脉夹层，一般都可以采用微创的腔内修复手术，通过大腿根处的股动脉，将压缩的覆膜支架输送到撕裂的部位，然后释放覆膜支架封堵住破口，创伤和风险要小很多。手术方式的选择需要专科医生根据患者的病情、身体状况进行综合分析之后决定。

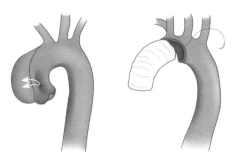

A 型夹层主动脉置换示意图

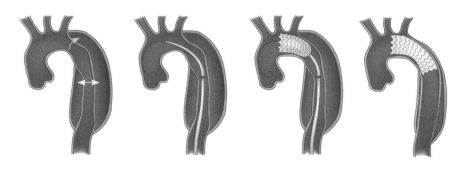

B 型主动脉夹层腔内修复手术示意图

七、注意事项

1. 控制好血压

高血压对主动脉的影响就好比是车辆超载，"超载"得越多，

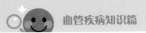

对"车辆"的危害就越大。有研究显示，80% 的主动脉夹层是由高血压引起的，因此控制好血压对主动脉夹层的治疗至关重要（见如何控制血压章节内容）。

2. 定期体检，养成良好的生活习惯

糖尿病、高血脂等就像危险的化学品一样，会腐蚀、破坏主动脉壁的结构，所以要定期体检并及时地治疗这些疾病；同时还要养成良好的生活习惯，戒烟限酒、避免过度疲劳、注意控制自己的情绪，防患于未然。

3. 及时复查

必须根据医生的建议定期返院复查。

第二节
髂动脉夹层

一、髂动脉的位置

腹主动脉走行到盆腔时，会发生"Y"型分叉，分叉出来的就是髂动脉，上面连接腹主动脉，下面连接股动脉。

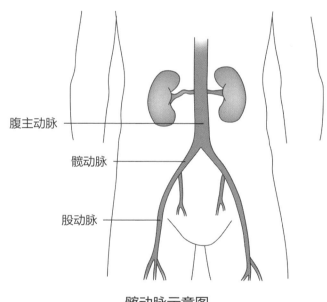

腹主动脉
髂动脉
股动脉

髂动脉示意图

二、髂动脉夹层的症状

多数髂动脉夹层是由主动脉夹层延续下来的，仅有少数人主动脉正常，单纯只有髂动脉发生了夹层。在发病时，多数人会有腰部或者肚脐下方剧烈的撕裂样疼痛，一般都会慢慢缓解。

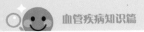

三、髂动脉夹层的治疗

　　单纯的髂动脉夹层，若疼痛症状消失、髂动脉没有扩张，保守治疗控制血压，定期复查即可。若疼痛没有缓解，髂动脉扩张甚至破裂出血或者撕裂的碎片阻塞动脉管腔，则需要手术治疗。手术方式分传统的开刀置换和微创介入两种，需要医生根据患者的具体情况制订方案。

第三节

内脏动脉夹层

夹层不仅可以发生在主动脉，还可以发生在腹部的内脏动脉，如腹腔干动脉、肠系膜上动脉、肾动脉等。这些动脉是给相应的内脏供应血液的。内脏动脉夹层罕见，病因主要是高血压。内脏动脉夹层的诊断主要依靠打造影剂的 CT 检查。

一、肠系膜上动脉夹层

1. 什么是肠系膜上动脉

肠系膜上动脉从腹主动脉发出，是给肠管供血的主要动脉。

2. 肠系膜上动脉夹层有哪些症状，危险吗

起病时，多数患者会感到肚脐周围剧烈疼痛，伴随恶心、呕吐，个别严重者还会出现血便、休克等肠管坏死的表现。少数患者起病时并没有明显腹痛，而是在体检时被意外发现。

肠系膜上动脉夹层发生破裂大出血的风险很低，其主要的危害是夹层碎片阻塞动脉管腔，导致肠管供血不足，甚至肠缺血坏死。肠管是食物消化吸收的场所，饭后需要大量的血液供应来促进肠管蠕动研磨食物、分泌消化液吸收食物。如果饱餐后肠管得不到足够的血液供应，就会出现缺血性的疼痛，还会伴有恶心、呕吐。久而久之，发展为慢性消化不良，导致患者营养障碍。

3. 肠系膜上动脉夹层的治疗

（1）保守治疗：控制血压，使用血管扩张药物增加肠管的血液供应，少量多餐以减轻肠管的负担，多数患者经过保守治疗后症状会消失或明显改善。

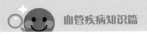

（2）手术治疗：若保守治疗后，仍有严重的肠管缺血症状，需要进行手术治疗，方式有两种。①打开腹腔进行肠系膜上动脉搭桥，相当于"南水北调"，把血液从其他的动脉引入至肠系膜上动脉；②植入支架撑开狭窄处，使血液流通恢复顺畅。具体方式需要医生根据患者的具体状况决定。

二、腹腔干动脉夹层

1. 什么是腹腔干动脉

由腹主动脉发出，位于肠系膜上动脉的上方的动脉，主要负责肝脏、脾脏以及胃的部分血液供应。

2. 腹腔干动脉夹层的症状以及危险性

起病时，会感到肚脐上方剧烈的疼痛，有的人还会有恶心、呕吐；当急性期过后，这些症状大多会消失。腹腔干动脉夹层的危险性不大，发生破裂大出血的概率很低，也很少会导致相应的器官缺血。

3. 腹腔干动脉夹层的治疗

一般不需要手术治疗，控制血压平稳，定期复查即可。

三、肾动脉夹层

肾动脉夹层罕见，目前全世界范围内仅有一百多例报道。

1. 肾动脉夹层的症状

起病时会有突发的剧烈腹痛或腰痛，少数人还可出现血尿。

2. 肾动脉夹层危险吗

肾动脉夹层发生破裂大出血的概率很低，严重时夹层碎片可阻塞肾动脉，导致高血压或肾梗死。

3. 肾动脉夹层的治疗

需要医生根据肾动脉阻塞的程度决定治疗方案，多数情况下保守治疗、控制血压即可。

四、颈动脉夹层

刘先生今年还不到 40 岁，从事 IT 工作，因长期对着电脑工作经常颈部疼痛，因此他经常去做按摩放松。然而，在这次按摩时，他突然感到头痛，无法讲话，同时右半边身子无法活动，被紧急送到了医院。经检查发现，他发生了脑卒中，原因是左侧颈动脉闭塞。刘先生这么年轻，平时也没有高血压、高血脂、糖尿病、动脉硬化等，为什么会突发颈动脉闭塞呢？医生解释，若按摩颈部时用力过大，颈动脉过度拉伸会使内膜撕裂，产生颈动脉夹层；如果夹层碎片阻塞动脉管腔，则会引发脑卒中。

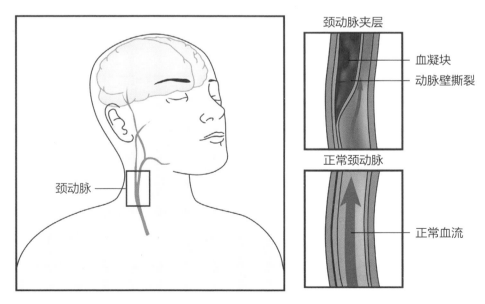

颈动脉夹层示意图

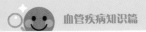

1. 颈动脉夹层危险吗

颈动脉夹层是导致中青年脑卒中的主要原因，会出现言语不利，一只或两只眼睛看东西时有区域消失或变黑，半身不遂等表现，严重者还可瘫痪甚至死亡。

2. 哪些原因会导致颈动脉夹层

最常见的原因是外力拉伸或扭曲颈动脉，导致内膜撕裂，例如做颈部按摩时用力过大、猛烈扭头，以及剧烈咳嗽等；另外，高血压、感染也可以导致颈动脉夹层。

3. 颈动脉夹层有哪些表现

颈动脉夹层的表现与脑卒中很相似，多数患者先有头颈部疼痛，继而出现单眼视力丧失或视野缺损、瘫痪甚至死亡；还有少数患者会出现一只眼睛和瞳孔变小、半边脸少汗或无汗、舌头歪斜等症状。

4. 颈动脉夹层的治疗

需要尽早就医，医生根据颈动脉阻塞的程度和脑卒中的严重程度决定个体化的治疗方案。

第四节

主动脉壁间血肿

- 主动脉是人体内最粗大的血管，给五脏六腑输送血液
- 主动脉壁内有许多滋养血管，滋养血管破裂会形成壁间血肿
- 主动脉壁间血肿要密切观察，做必要的治疗

主动脉像一根粗的水管，主动脉管壁有三层结构，内膜、中膜和外膜，就像打造家具的三夹板。壁间血肿，顾名思义，就是三夹板里出血形成血肿，也就是主动脉壁里形成了血肿。严重的主动脉壁间血肿也会危及生命。

主动脉壁间血肿和主动脉夹层有很多相似之处。病因相同，动脉硬化、高血压、马方综合征、胸部外伤等都可以导致主动脉壁间血肿。患者的症状也相同，发病时都可以表现为胸背部撕裂样疼痛。确诊方法也相同，主要依靠全主动脉的增强 CT，普通CT 难以确诊。

主动脉壁间血肿和主动脉夹层也有很多不同之处。壁间血肿只是血肿，还没有形成夹层，因此增强 CT 显示主动脉壁呈"新月形"或"环形"增厚，无动脉内膜的撕裂，没有形成与主动脉真腔相通的假腔。主动脉壁间血肿的预后相对较好。部分患者通过保守治疗后，主动脉壁间血肿可以吸收，不做特殊处理。部分患者的主动脉壁间血肿继续发展为主动脉夹层会危及生命，要进行手术处理。

主动脉壁间血肿进展会导致主动脉内膜撕裂发展成主动脉夹层。如果出现以下情况，应警惕主动脉壁间血肿，做必要的诊治：①胸部疼痛，但是无 ECG 动态变化的患者；②既往高血压病

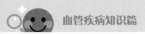

病史，血压控制不理想，间断用药的患者；③强烈镇痛药亦不能缓解胸背疼痛的患者；④难以解释的休克、晕厥和低血压的患者；⑤四肢动脉搏动不一致的患者；⑥突发起病，出现无法用常见疾病解释症状的患者。

目前，主动脉壁间血肿的治疗方法有两种。

1. 保守治疗

使用药物严格控制血压和心率，密切观察病情。适合于病情稳定，症状轻或无症状者。

2. 手术治疗

主动脉内置入支架型人工血管，行主动脉腔内修复术。支架使主动脉壁间血肿与主动脉内高压血流隔开，预防主动脉壁间血肿破裂。手术适合于病情进展，症状明显，胸背部疼痛剧烈以及血压难以控制或有各种破裂先兆者。

第五节

主动脉溃疡

- 主动脉是给组织器官输送氧气和能量的主干，就像树干给树叶供水
- 但有时再粗大的树干也难免遭遇小虫的腐蚀和溃烂
- 主动脉壁也会像树干那样发生溃烂形成溃疡
- 部分主动脉溃疡会进展成主动脉夹层危及生命

主动脉溃疡是主动脉内膜粥样硬化斑块破裂，穿透内膜，侵及中膜，脱落后呈溃疡样改变。主动脉溃疡常伴有周围血肿的形成。

主动脉溃疡和主动脉壁间血肿以及主动脉夹层之间有很多相似之处。主动脉溃疡常合并主动脉壁间血肿，会发展成主动脉夹层危及生命。主动脉溃疡和主动脉壁间血肿、主动脉夹层一样，常见于高血压、糖尿病患者以及多年吸烟者。临床表现上也有胸背部疼痛症状，依靠主动脉增强 CT 来确诊。

主动脉溃疡和主动脉壁间血肿以及主动脉夹层之间也有很多不同之处。主动脉溃疡多见于老年男性，临床表现多无特异性，如胸痛、纵隔积液、心包及胸腔积液等，也可能无明显症状。检查时偶尔被发现，增强 CT 显示主动脉局限性节段扩张，局部溃疡形成，壁内可见血肿。

目前主动脉溃疡的治疗方法有两种。

1. 保守治疗

戒烟，控制血压、血糖以及血脂，控制诱发动脉粥样硬化的各种因素。定期严密随访，包括观察临床症状和影像学资料，另外，根据病情进行必要的药物治疗。

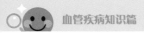

2. 手术治疗

行主动脉腔内修复术，和主动脉夹层的治疗相同。对于持续性胸痛或反复发作性疼痛、血压不稳定、主动脉穿透性溃疡直径 > 20 毫米或深度 > 10 毫米的溃疡、即将破裂（主动脉周围血肿及大量胸膜渗出）等情况，需要积极手术干预。

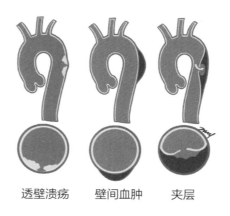

透壁溃疡　壁间血肿　夹层

主动脉夹层、主动脉壁间血肿、主动脉溃疡，三者有一定的相似性。主动脉壁间血肿、主动脉溃疡会发展成主动脉夹层。因此把这三者统称为急性主动脉综合征。

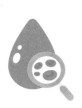

第十三讲

颈动脉体瘤

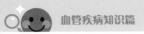

- 颈动脉体瘤是一种生长在颈部的罕见的肿瘤（发病率 1~2 人 /10 万人）
- 颈动脉体瘤是化学感受器肿瘤，发病原因不明，有家族倾向
- 90%~95% 的颈动脉体瘤是良性肿瘤，预后良好
- 绝大多数颈动脉体瘤可通过手术切除获得满意疗效
- 定期体检，早发现、早治疗是预防和治疗颈动脉体瘤的关键

一、什么是颈动脉体

医学上的很多名词虽然听起来很"拗口"，很"高深"，但其实只要你有兴趣并且想学习，很多基本的医学知识是可以快速掌握的。颈动脉体瘤，顾名思义，是生长在颈部并且和颈动脉关系密切的肿瘤。要了解"颈动脉体瘤"，就像剥洋葱一样，首先要先认识什么是"颈动脉体"，而在了解颈动脉体这个特殊结构之前，我们得先知道"颈动脉"是什么。

这种学习方式和我们生活中掌握知识的顺序一般是一样的！

颈动脉，就是位于颈部的两根最粗的动脉，它们起自主动脉，分成左、右两侧，分别给左、右侧头面部和大脑供血。可以想象，颈动脉的"战略地位"非常高，功能极其重要，如果颈动脉出现了问题（如破裂出血或者堵塞），一定会导致严重的后果。颈动脉破裂可能会在短时间内导致大出血死亡，而颈动脉堵塞也可能会导致脑梗死。

了解了颈动脉，我们再来看看什么是"颈动脉体"。其实颈动脉体就是生长在颈动脉分叉部位的一个"小肉球"，一些医学书上也把它叫作"颈动脉小球"，其实这两种名称指的是同一个结构。可能大家会问："我现在知道颈动脉体了，但这个小肉球有什么作用呢？"颈动脉体的作用非常重要，它是个标准的"实力派"，为什么这样讲呢？别急，接下来我们就一起学习颈动脉体的功能。

人体的每一次呼吸，氧气都会通过肺部到达血液，再通过动脉将携带氧气的血液输送到全身各处，使得人感到充满活力。试一下，如果屏住气不呼吸，体内的二氧化碳就会迅速蓄积，由于身体缺氧，此时会立即感到不适，甚至出现窒息致死感。大家有没有思考过这是为什么呢？为什么我们不能随意控制屏气时长？身体缺氧是怎样被大脑立刻察觉呢？

其中颈动脉体发挥了很大作用。这个"小肉球"是一种"化学感受器"，它24小时不停歇地监测着血液中二氧化碳和氧气的含量是否合适。颈动脉体的位置恰好是血流进入大脑的"门口"，就像值守在大门口的"监控"一样，如果屏气，血液中的二氧化碳浓度就会迅速上升，这时候颈动脉体就会立刻将这种异常情况通知大脑，从而迅速纠正异常情况，避免由于缺氧造成大脑等重要脏器伤害。

颈动脉体其实就是一种人体的精密监控装置，而且是一种化学监控设施，它的主要功能就是感受血液中的氧气、二氧化碳等。

二、颈动脉体瘤是什么

认识了颈动脉体，颈动脉体瘤就容易理解了，其实它就是在颈动脉体上生长出来的一种肿瘤。

为什么会得这么奇怪的肿瘤？

这个问题很复杂，医学上很多疾病的病因到现在仍不明确，特别是肿瘤的病因更是涉及基因、环境、毒素、炎症、免疫等各个方面，所以目前关于颈动脉体瘤究竟为何会发生医学家们也依然没研究透彻，也许在不久的将来，该疾病的病因会彻底揭示。

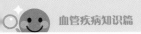

现在，我们已知的是这种肿瘤的发生和长期缺氧及家族遗传有关，因为科学家们发现，高海拔地区特别是高原地区，颈动脉体瘤的发生率更高，而且女性比男性多见，绝大多数是中年以后才发病并且有明显的家族聚集性（10%～50%）。例如在我国，青海省由于地处高原，颈动脉体瘤的发病率就远高于其他低海拔地区；此外，国外有研究发现女性由于频繁的月经期失血导致缺氧刺激，而男性由于肺活量较大能耐受慢性缺氧，这可能是造成女性患者较男性多见的原因之一。

不过大家也不用过分担心，颈动脉体瘤的发病率非常低，甚至可以说是罕见，数据表明它的发病率为 0.001%～0.002%，也就是 1～2 人 /10 万人。另外，它的恶变率为 6%～10%，也就是说绝大部分都属于良性。

三、得了颈动脉体瘤怎么办

颈动脉体瘤发病率很低，而且绝大部分都是良性肿瘤，那么，得了这个病就可以放任自流不采取任何治疗吗？这种做法也是错误的。由于颈动脉体瘤生长的位置在颈部，而且"坐"在颈动脉分叉上，这个重要解剖位置发生的肿瘤都必须高度重视，因为随着肿瘤生长越来越大，不但会直接压迫颈动脉导致脑缺血，而且还可能会对周围的器官如食管、气管等组织产生压迫，导致进食或呼吸困难。

所以，一旦发现自己颈部有肿块，一定要及时就医，尽快确诊并采取治疗，不论是不是颈动脉体瘤都要高度重视，因为在颈部这个狭小的空间内生长着很多重要器官，而肿瘤生长得越大就越不容易切除，体积过大的肿瘤会给手术医生带来相当大的难度和挑战，同时也会给患者带来更多手术风险和意外。

大家可能会问：得了这个病我该挂哪个科，去哪里治疗呢？

由于目前国内各家医院科室划分情况并不完全一致，如果你就诊的是大型三甲医院，一般是有血管外科或者专门主管血管外科业务的科室（如普通外科、介入血管科等），也有医院是神经外科的血管专业组在治疗这个疾病，所以根据就诊医院的具体情况，去相关的科室进行就诊，不论医生在哪个科室，只要是从事血管外科的医生，我们都可以相信他们。

四、如何早发现颈动脉体瘤

一般来讲，较大的颈部肿瘤比身体其他部位的肿瘤更容易发现，一是由于颈部暴露在外面，没有衣物遮挡更容易发现异常；二是颈部空间狭小，肿瘤生长达到一定体积必然会引起各种不适的压迫症状，比如胀痛、颈部牵拉感、异物感，甚至吞咽困难或呼吸困难。但是，初始时肿瘤体积较小，患者可能无任何不适感，这时年度体检就发挥了重要作用，建议大家每年都做一次体检，做颈部彩超观察甲状腺、颈动脉等重要颈部器官、组织有无异常，彩超检查价格便宜，并且对身体无损伤、无痛苦感，现在的彩超技术已经能发现毫米级的甲状腺肿瘤，当然颈动脉体瘤也可以做到早期发现，以免延误治疗。

五、目前有哪些治疗方法

手术切除是当前治疗颈动脉体瘤的最主要方法，在做手术前，医生为了更好地掌握瘤体的血供来源，避免手术中大量出血或降低手术风险，有时可能会要求先做一个颈动脉造影（也叫数字减影血管造影，digital subtraction angiography，DSA），这种操

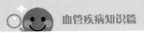

作其实就是在大腿根部或者上肢血管上穿刺一个小孔，把导管送到颈动脉的位置，看看这个肿瘤的血供是从哪里来的，这样做除了能进一步判断病情之外，还能让医生在术前把瘤体的营养血管"堵塞"掉，这样再做手术时会更安全，出血也会更少一些。当然，这种检查和治疗也不一定能够运用到所有患者，比如一些瘤体很小的或不适合做造影的患者，可以免去此步骤。

手术切除肿瘤，是在颈部开一个不算大的切口，充分暴露出瘤体后，再把它从颈动脉上剥离并切除下来，当然部分瘤体较大或病情复杂的患者可能需要置换人工血管。关于手术过程具体就不做详细介绍了，大家需要记住的是：与医生进行良好沟通，不懂的问题尽管提问，给予医生充分信任，配合治疗做好术前准备（如压颈训练等），调整好自己的心态，不要过分紧张和恐惧手术（绝大部分手术都很安全）放松心情配合治疗。

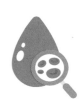

第十四讲

血管畸形

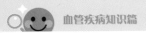

> - 在新生儿出生时，那些未退化的血管，会随着人体的生长而生长，形成畸形血管团
> - 血管畸形表现各异，不仅影响美貌，还影响组织或器官的功能，严重者危及生命
> - 并不是所有的畸形血管都需要治疗
> - 微创治疗为目前主流，同时可和外科手术联合，提高手术效果

一、血管畸形是怎样发生的

正常情况下，人体血管分为动脉、静脉、毛细血管，除此之外，还有淋巴管。这些管道若在生长发育过程中出现异常，该消失时未消失，反而不受控制地生长，就形成了血管畸形。血管畸形的特点：先天的，称为先天性血管畸形。并非所有血管畸形在出生时都能被发现，有些随着孩子的生长而生长，才逐渐被重视。尤其到了学龄期，快速生长发育阶段，畸形血管随着孩子活动量增加会迅速蔓延。

二、血管畸形的表现

1. 外观的变化

颜色：有些像葡萄酒的颜色，称为葡萄酒色素痣；有些呈蓝色肿块，质地软，可被手指压瘪，哭闹或用力做排便动作时增大；淋巴管畸形表面上为大而软的肿块，不伴有皮肤颜色变化。

除颜色变化外，还可能出现病变部位肿胀、肢体增粗、局部蚯蚓状静脉曲张、皮肤粗糙甚至破溃等。

2. 触觉的变化

用手触摸病变部位，会感到皮肤温度比周围正常皮肤温度高；较大的动静脉畸形，轻轻触摸时有海浪冲在沙滩上的感觉。

3. 骨骼的变化

由于患病肢体血供增加，而血液是人体生长发育所需的养料，养料供应太过充足，就会长得过快，最终导致两条胳膊或腿长度不一致，后者会导致走路一瘸一拐的现象。

4. 对其他脏器的影响

除了前面提及的变化之外，体积较大的畸形血管对周围组织或者器官产生压迫，从而出现相应的表现，比如肝内巨大海绵状血管瘤，可压迫肝脏出现肝区憋胀不适。

此外，值得注意的是，较大的动静脉畸形会对心脏产生影响，回流至心脏的血液量过多，可出现活动或者上楼时气紧现象。

三、血管畸形怎样诊断呢

诊断血管畸形并不难，只要发现肉眼可见的前述变化，就应到正规医院就诊。检查包括彩超、核磁和造影。彩超可以大概了解畸形血管范围，血液流动情况；核磁可以更精确地看到病变范围，帮助判断病变是否侵犯了肌肉和骨骼等；造影检查最精确，但是对身体有创伤，一般和治疗同时进行。

四、血管畸形怎样治疗

治疗方法包括保守治疗、开刀手术切除及微创治疗。

并非所有先天性血管畸形都需要进行治疗。血管内血流状态正常、不影响生长发育者，可观察至 6 岁以后，或体质能够承受

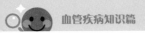

干预时再考虑治疗。

　　开刀手术通常需要广泛切除，因此损伤巨大，容易导致大出血等并发症。而切除不彻底时，又会导致很高的复发率。因此，适合外科切除的病例并不多。

　　由于医疗技术进步，微创治疗逐渐成为主流，同时可以和开刀联合应用。微创治疗的方法是在彩超或者 DSA 机器（一种可以让血管显影的大型医疗设备）的帮助下，向血管内注射某些药物或者通过发射红外线，使畸形的血管壁黏合在一起，从而使病灶缩小甚至彻底清除。

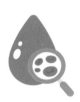

第十五讲

血液透析通路

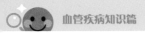

- 透析通路是肾衰竭患者进行血液透析的必需通道，是血液透析患者的生命线
- 血液透析通路包括自体动静脉内瘘、人工血管动静脉瘘和透析导管三种类型。根据患者的具体病情，身体条件及血管情况进行合理选择
- 透析通路在使用过程中需定期复诊、进行必要的维护以保持其功能良好。否则影响血液透析效果，损害患者的健康，甚至危及生命
- 认识血液通路发出的"危险信号"，预防发生严重功能不良，尽量延长透析通路的使用寿命

一、血液透析与透析通路

血液透析是指因各种原因致肾脏失去功能（也被称为"肾衰竭"）时（也被称为"肾衰竭"）利用血液透析机代替人体肾脏，将体内废物从血液中清除的治疗方法。在血液透析的过程中将体内的血液引出及回输的通道称为血液透析通路。

二、动静脉内瘘

动静脉内瘘是血液透析通路的一种类型。将动脉与静脉直接吻合或利用人工血管将动静脉连接称为内瘘。建立内瘘的目的是获得较大的血流量以满足血液透析的需要。

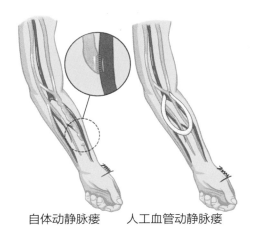

自体动静脉瘘　　　人工血管动静脉瘘

自体内瘘与人工血管内瘘

三、血液透析通路的类型以及各自特点

血液透析通路有三种不同类型：一是利用自身的浅表静脉与动脉吻合的自体动静脉内瘘；二是利用人工血管将动脉和静脉连接吻合的人工血管动静脉瘘；三是插入静脉内的透析导管。

在预计需要进行透析的前 6 个月，患者应到血透通路相关医生处就诊。医生将根据具体情况选择适合的透析通路类型且安排相关检查及手术时间。尽量避免在拟建立内瘘侧手臂静脉抽取血液标本、注射输液及测量血压，避免血管受到损伤而影响内瘘手术效果。

自体动静脉内瘘是首选的血液透析通路，其具有使用时间长、感染及血栓发生率低的优点。手术创伤小，一般局部麻醉下将腕部或者肘部的浅表静脉与邻近的动脉做吻合，高压高流量的动脉血流通过吻合口直接流入静脉使得浅静脉逐渐扩张，血流量增大。一般动静脉吻合后通常需要经过 1～4 个月的扩张，血流量达到要求后才能使用，此过程称为内瘘的成熟。

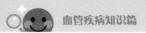

自体动静脉内瘘的优缺点	
优点	缺点
使用寿命长	需要 1 ~ 4 个月的成熟时间
抗感染力强	透析时需要穿刺使用
血流量大	
血栓形成风险小	
手术伤口愈合后可以洗澡	

　　当患者没有合适的浅表静脉或者动脉可供建立自体内瘘使用，如静脉口径纤细、闭塞、静脉位置深或动脉硬化、动脉狭窄时则可以建立人工血管动静脉内瘘。建立人工血管内瘘时将一段人工血管埋于皮下，两端分别连接于自体动、静脉。待手术部位愈合后可以穿刺于皮下人工血管进行透析。

人工血管动静脉内瘘的优缺点	
优点	缺点
血流量大	使用寿命较自体短
手术伤口愈合后可以洗澡	与自体相比更容易感染
	术后至少 2 周后使用
	血栓形成风险高需要再次干预
	需要穿刺进行透析治疗

　　透析导管通常用于急诊血液透析或等待自体内瘘成熟时使用，一旦内瘘可以使用需将导管拔除。当患者无法建立内瘘时或建立失败时导管也被长期使用。透析导管虽然可即插即用但易诱发血栓、血管腔狭窄闭塞或感染等并发症。

透析导管的优缺点	
优点	缺点
立即使用	通常是临时通路
不用穿刺	感染风险大
	血流量较小
	导管形成血栓风险高
	洗澡时需要防水保护
	易诱发中心静脉狭窄

四、动静脉内瘘手术部位与种类的选择

通常选择动、静脉条件较好的一侧上肢建立内瘘，首先考虑前臂，其次是上臂，最后考虑下肢或者胸壁；首选自体动静脉内瘘，其次是人工血管动静脉内瘘，最后才考虑插入导管透析。

五、动静脉内瘘手术前患者的准备

术前患者需要进行血管超声检查并在动、静脉的体表相应位置做好标记。检查结果和这些标记将帮助医生确定血液透析通路类型及部位。患者应避免在准备做内瘘的一侧上肢测量血压及静脉穿刺，以免损伤血管导致内瘘手术失败。

六、血透通路术后的注意事项

1. 观察伤口有无出血。
2. 保持伤口干燥，待伤口愈合后才可以洗澡。

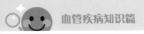

3. 按时口服药物。

4. 保证充分休息。

5. 出现穿刺部位局部红肿、热、痛，呼吸困难，感冒样症状或发热时应及时到医院就诊。

6. 伤口愈合前尽量保持上肢伸直，抬高。

7. 学会如何自我检查内瘘震颤。

8. 询问手术医生何时可以开始训练，如健瘘操、捏球运动等，以促进内瘘成熟。

9. 按医嘱定期医院复诊，观察内瘘成熟情况。

七、动静脉内瘘手术后如何定期复查，多久可以供透析使用

自体动静脉内瘘手术后 2 周患者应到医院复查，以确定手术切口愈合良好。术后 6 周再次到医院复查观察内瘘扩张成熟过程是否正常。一般需要 8 ~ 12 周后可以使用内瘘开始血液透析。如果在 12 周后仍然无法使用则需要进行进一步检查及处理。

人工血管动静脉内瘘术后 2 周至医院复诊，观察手术伤口愈合情况。一般术后 3 ~ 4 周内瘘就可以供血液透析使用。如果 4 周后仍然无法使用，需要进一步检查及处理。

八、学做"健瘘操"，促进内瘘成熟

自体动静脉内瘘手术建立以后需要一段时间成熟后才能使用，有 20% ~ 40% 的内瘘由于血管本身或者手术的原因而无法使用。学习"健瘘操"可以提高内瘘成熟概率、缩短成熟时间。术后 12 小时可在专业护士指导下进行，初期不主张患者自行锻炼，防止意外出现。

"健瘘操"培训具体如下。

1. 术后 2 小时

伤口无渗血、感染，轻抬前臂做上举运动 50 次，每 2 小时重复一次。

2. 术后 24 小时

前臂与上臂呈 60°上下轻摆动，做轻微运动 100 次，2 小时重复一次。

3. 术后 10 天

拆线后伤口愈合，前臂与上臂呈 60°上下用力摆动，握拳运动 200 次，每 4 小时重复一次，必要时可间断阻断血管促进成熟。

九、透析通路成功建立后是怎样进行透析的呢

如果患者已建立了功能良好的自体动静脉内瘘或者人工血管内瘘，在开始透析时，护士将在内瘘处穿刺置入两根针，针的尾端各连接一根软塑料管道并与血液透析机连接。血液将通过一根管道流入透析机进行"清洗"，干净的血液将从另一根管道回输入患者的体内。如果是插入透析导管作为血液透析通路，直接将插入的透析导管与透析管道连接后即可以开始透析。

十、如果透析通路功能不良将会有什么后果

如果透析通路功能不良，患者将无法获得充分的血液透析，体内代谢废物及多余水分无法完全排出体外，这将会导致以下后果。

1. 危害患者的身体健康。

2. 缩短患者的寿命。

3. 降低患者的生活质量。

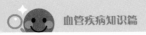

4. 增加住院治疗的次数。

十一、需要经常到透析通路医生处复诊检查我的血透通路吗

为了避免透析通路功能不良，出现并发症，影响患者的透析效果，通常建议每月一次到透析通路医生处复诊，医生将进行以下针对内瘘的检查：①检测内瘘的流量；②检测内瘘压力；③超声检查。

十二、内瘘建立后在平时生活中需要注意哪些问题

1. 预防感染

（1）咨询血液透析的医护人员怎样预防通路感染。

（2）每日使用抗菌肥皂清洗透析通路部位。

（3）透析前用抗菌肥皂清洗通路部位。

（4）切勿搔抓通路部位，因为指甲上有大量细菌会感染通路部位。

（5）在穿刺前医护人员将对穿刺部位进行消毒，消毒后请勿触摸。

（6）透析过程中，咳嗽或者打喷嚏时请避开穿刺部位。

（7）透析结束，拔除穿刺针后，请戴无菌手套或者使用无菌纱布压迫穿刺部位。

（8）使用适度力量压迫止血，请压迫穿刺点或者略下方，勿压迫穿刺点上方。

（9）如果通路部位疼痛、肿胀、发红或者发热提示存在感染，请立即到医院就诊。

2. 保护自体或者人工血管内瘘

（1）内瘘侧上肢不可负重，避免受压，防止外伤。

（2）请勿在内瘘侧手臂测量血压。

（3）请勿在内瘘侧手臂抽血或者注射。

（4）如果发现内瘘处的震颤消失或者发生改变，意味着内瘘出现问题，请及时告诉主治医生。

3. 透析导管置入后日常需要格外注意

（1）预防感染。

（2）咨询血液透析的医护人员怎样预防导管感染。

（3）确保导管在每次透析后敷料清洁，干燥，确保透析时医护人员检查导管是否感染。

（4）在导管连接及脱离透析机时戴好外科口罩。

（5）洗澡时导管需要套上保护封套防止溅水。

（6）学会如何给导管换药。

（7）家中常备无菌敷料。

（8）如果导管袖套裸露请立即联系主治医生。

十三、透析通路可能会出现什么问题？如何处理

血液透析通路需要长期反复地使用，因此即使日常对其进行精心护理仍然可能出现问题。如果发生感染，医生将使用抗生素进行治疗；如果内瘘发生血栓闭塞，部分可以通过及时注射溶栓药物进行溶栓，严重的血栓可能需要手术取出；如果内瘘发生狭窄导致流量下降则需要进行球囊扩张。

十四、透析通路的“危险信号”

虽然要求每月到医生处检查通路是否正常，平时患者也必须了解以下危险信号，以便及时发现问题挽救透析通路。

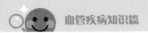

1. 感染

（1）危险信号：内瘘部位红肿、热、痛；发热，寒颤。

（2）处理：立即联系主管通路的医生进行抗生素治疗。

2. 血栓形成或者流量降低

（1）危险信号：内瘘处震颤或杂音消失；上肢肿胀；内瘘部位皮温降低；实验室检查发现异常。

（2）处理：联系医生，进行检查及治疗。

3. 内瘘出血

（1）危险信号：透析结束后 20 分钟内瘘穿刺部位仍然出血。

（2）处理：穿刺部位使用无菌纱布继续压迫止血，效果不佳联系医生处理。

4. 内瘘侧肢体缺血

（1）危险信号：感觉肢体麻木，刺痛，发凉，手指变蓝紫色或者坏死，溃疡形成。

（2）处理：立即联系医生及时处理，长时间缺血可能导致神经不可逆损伤甚至肢体坏死。

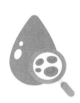

第十六讲

血管损伤的
辨识和处理

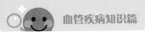

- 血管损伤可发生在身体各部位血管，以四肢血管损伤较多，其次为颈、胸、腹部
- 动脉损伤多于静脉
- 任何外来直接或间接暴力侵袭血管，均可能发生开放性或闭合性血管损伤
- 血管损伤不及时处理可能致死、致残，优质的现场急救可明显改善预后

一、什么是血管损伤

血管损伤（vascular injury），顾名思义，是各种创伤因素造成的血管功能和／或完整性的损害。任何暴力侵袭血管，均可能发生伤口暴露（开放性）或内伤型（闭合性）的血管损伤。

血管损伤的病因复杂，难以统一分类，按作用力情况而言，可分为直接损伤和间接损伤；按致伤因素可分为锐性损伤和钝性损伤；按损伤血管的连续性可分为完全断裂、部分断裂和血管挫伤；按血管损伤的程度可分为轻、中、重型损伤。当然，无论哪种分类都不能完全地概括其血管损伤的全貌。血管损伤在战时比较常见，在和平时期虽然较少，但由于工农业和交通的迅速发展以及医源性损伤等原因，血管损伤的发生亦不少见。在身体各部位血管损伤中，以四肢血管损伤较多，其次为颈部、骨盆部、胸部和腹部。动脉损伤多于静脉。一些炎症性疾病和慢性疾病引起的血管内膜的慢性损伤及其并发症一般不属于我们所说的血管损伤的范围内。

血管损伤的处理直接影响患者的身体，未妥善处理严重者可致残，极大影响患者未来的生活质量。血管损伤无规律性，这一点也对于医生救治、进行解剖学重建造成较多困难。作为伤者，在第一时间能够做些什么才能有助于医生的后期处理呢？

伤者应争取第一时间正确识别血管损伤。

被锐器如刀、枪弹、玻璃、车床、锯条等伤害过后，如出现难以按压的血液涌出或喷出，可以判定为血管破裂出血，一般动脉压力大，出血可呈喷射状，颜色鲜红。静脉出血虽然相比动脉出血没那么汹涌，但中心静脉的破裂出血也会有大量血液涌出，颜色略深红，如不及时控制也会短时间失血过多导致休克，甚至死亡。

根据受伤情况不同，并不是所有血管损伤都可以看到血液的喷涌。钝器损伤、车祸等导致的血管损伤可能导致血管内膜碎裂、血管破裂，甚至断裂。出血可导致局部肿胀并引起疼痛，在四肢体表时较容易被发现从而得到及时的救治，最为凶险的是胸、腹部闭合性损伤，如不及时发现这种内出血，伤者可能因脏器出血在胸腔、腹腔或后腹膜大量积血，不知不觉进入休克状态，失去生命。因此，需要十分关注这种闭合性损伤者的疼痛和生命体征，及时确定是否存在内脏出血。

还有一些常见于四肢的血管损伤，血管已经断裂，但没有多少出血，伤者觉得没有大碍，是否缝合一下伤口就可以呢？这部分人不能因为出血少就认为血管损伤不重，他们大部分是由于断裂血管的断端痉挛收缩形成血栓堵塞导致出血较少，而侧支循环的快速建立又保持了肢体的血供，使其极易被忽视。因此，这类伤者也必须去医院确定受伤部位血管的完整性和连续性是否完好。

还有一种情况的血管损伤更加隐蔽，就是在暴力同时损伤了同一部位的动脉和静脉，直接导致了动静脉瘘的形成，伤者可以毫无感觉，若干年后出现静脉肿胀或动脉缺血的症状后才去就诊。此类情况虽不致命，但更大的危害在于其一直在损害伤者的

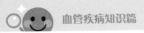

心脏功能。因此如果受到了较深的锐器伤却没有失血症状，最好还是检查一下这一部位的血管是否真的完好无损。

二、血管损伤会有哪些后果呢

血管损伤的后果实际上取决于施暴者在施暴那一刻的心情，深一点，浅一点，左一点，右一点，结果可能截然不同。而后果大致分为以下几类。

1. 动静脉的血栓

动脉血栓可导致肢体缺血，甚至截肢、脏器的切除，静脉血栓除导致肢体肿胀外还可能引起致命性肺栓塞发生。

2. 假性动脉瘤

可伴有持续性的疼痛，如果合并感染将增加治疗的复杂性。

3. 疼痛

这种疼痛是由血液压力冲击的牵张性疼痛，也有血细胞刺激的化学性疼痛，因此一般的止痛药物效果欠佳。

4. 感染

破伤风是首要需要预防的，如果伤者使用的锐器带有细菌可能造成其他难以预测的感染。

三、当遇到其他人血管损伤发生时，我们该如何做呢

第一步是拨打急救电话 120，第二步是迅速将伤者移至就近安全的地方，在发生严重伤害或有人突然生重病的情况下，紧急呼救的同时，要特别注意以下急救要点：一是实施快速营救；二是一定要把伤病者放到通风处；一定要遵循快抢、快救、快送的"三快"原则。

对个人现场抢救时首先检查伤患意识、呼吸、脉搏、瞳孔、有无外伤、出血等，保暖，给予伤患心理支持，保持舒适姿势，以免出现再次损伤。与此同时迅速识别损伤的类型，进行现场急救，包扎和止血亦很重要，常用方法如下：

1. 指压法

用手指压迫出血的血管上部（近心端），用力压向骨方，以达到止血目的。此法适用于头部、颈部和四肢外伤出血，是临时止血的措施。

（1）头顶部出血：在伤侧耳前，对准耳屏上前方 1.5 厘米处，用拇指压迫颞动脉。

（2）颜面部出血：用拇指压迫伤侧下颌骨与咬肌前缘交界处的面动脉。

（3）鼻出血：用拇指和示指（食指）压迫鼻唇沟与鼻翼相交的端点处。

（4）头面部、颈部出血：四个手指并拢对准颈部胸锁乳突肌中段内侧，将颈总动脉压向颈椎上。但不能同时压迫两侧的颈总动脉，以免造成脑缺血坏死。颈总动脉压迫止血时间也不能太长，以免引起化学感受器和压力感受器反应而危及生命。

（5）肩、腋部出血：用拇指或用四指并拢压迫同侧锁骨上窝，向下对准第一肋骨，压住锁骨下动脉。

（6）上臂出血：一手抬高患肢，另一手四个手指对准上臂中段内侧，将肱动脉压于肱骨上。

（7）前臂出血：抬高患肢，压迫肘窝处肱动脉末端。

（8）手掌出血：抬高患肢，压迫手腕部的尺、桡动脉。

（9）手指出血：抬高患肢，用食指、拇指分别压迫手指掌侧的两侧指动脉。

（10）大腿出血：在腹股沟中点稍下方，用双手拇指或肘部压

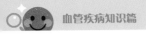

迫股动脉。

（11）足部出血：用两手拇指分别压迫足背动脉和内踝与跟腱之间的胫后动脉。

2. 加压包扎止血法

用消毒的纱布、棉花做成软垫放在伤口上，再用力加以包扎，以增大压力达到止血的目的。此法应用普遍，效果也佳，在现场无法找到消毒棉纱的情况下可将柔软干净的衣物撕开使用。

3. 屈肢加垫止血法

当前臂或小腿出血时，可在肘窝、腘窝内放以纱布垫、棉花团或毛巾、衣服等物品，屈曲关节，用三角巾、绷带或领带等作 8 字形固定。但有骨折、骨裂或关节脱位者不能使用。

4. 绞紧止血法

用三角巾折成带状或用布条作止血带，在肢体出血点上方绕患肢打一个活结，活结朝上，避开中段，取一根小棒或代用物穿在带形外侧绞紧，绞棒的另一端插在活结小圈内固定。

5. 橡皮止血带止血法

常用的止血带是长 1 米左右的橡皮管。

方法：掌心向上，止血带一端由虎口拿住，留出 5 寸，一手拉紧，绕肢一圈半，中指、食指两指将止血带末端夹住，顺着肢体用力拉下，压住余头，以免滑脱。

6. 三角巾止血法

这是一种简便有效的战场急救包扎方式，了解之后有助于在急救现场进行救治，在没有三角巾的情况下可将布料或衣物做成类似三角巾的形状进行包扎。此法使用方便，依部位不同包扎方法亦有不同，具体方法不再详述。

较难控制的出血，在现场急救中最常用的还有使用裤腰带止血，但需要注意每隔 30 ~ 60 分钟需要放松 1 分钟，以免因止血时间过长导致肢体坏死。

现场急救后伤者可能需要长途转运，此时需要注意将伤者固定，在没有专业医疗救助之前可就近寻找木板或树枝固定伤处，以免伤处出现第二次损伤，而搬运也需要平稳搬运，以免加重脊柱损伤。

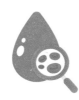

第十七讲
大动脉炎

● 大动脉炎常表现为头晕、黑矇、无脉、高血压、双侧血压不对称、肢体无力等症状，给患者及其家属带来了沉重的身心以及经济负担
● 大动脉炎是一种全身性疾病，应该以内科治疗为主，但该病会引起血管狭窄、闭塞和动脉瘤样病变

一、什么是大动脉炎

多发性大动脉炎，简称"大动脉炎"，其多发于亚洲地区年轻女性。1905 年，日本人 Mikito Takayasu 首先在日本眼科协会的年会上报道了该病。1975 年为纪念 Mikito Takayasu，学术界正式将该病命名为 Takayasu arteritis。

二、大动脉炎有哪些症状

多发性大动脉炎是一种病因不明的慢性非特异性动脉炎性疾病，主要累及主动脉、肺动脉及其主要分支，以头颈部动脉、肾动脉，胸、腹主动脉等为好发部位，常累及多支血管，导致其管腔狭窄或闭塞，少数患者因炎症破坏动脉壁中层，导致动脉扩张、出现假性动脉瘤或夹层动脉瘤。

该病病程较长，且逐渐进展加重，可引起严重的脑、肾脏、肠道及下肢等部位缺血，患者常表现为头晕、头痛、黑矇、无脉、高血压、双侧血压不对称、肢体无力等症状，给患者及其家属带来了沉重的身心和经济负担。

如果有上述症状的年轻女性，一定不能忽视这个疾病。

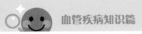

三、大动脉炎为什么会有这些症状

由于全身多处血管受累，因此大动脉炎的临床表现多样，其自然病程可划分为三个时期。

Ⅰ期：主要为一些非特异性炎症表现，如发热、关节炎、体重下降等。

Ⅱ期：为炎症表现与血管压痛。

Ⅲ期：血管壁纤维化改变，管腔狭窄或动脉瘤形成。

四、如何就诊

这个病容易累及全身多处动脉，会造成动脉狭窄甚至闭塞，引起相应脏器缺血，因而出现相应症状。

一旦怀疑可能存在这个病，应该前往血管外科或风湿免疫科就诊。

多发性大动脉炎相对比较复杂，谈到治疗，估计对于普通读者更不容易明白。下面尽量说得简单易懂一点。

大动脉炎是一种全身性疾病，应该以内科治疗为主，外科则治疗因该病引起的血管狭窄、闭塞和动脉瘤样病变。过去10余年里非侵入性成像技术的发展促进了大动脉炎的早期诊断，也为炎症活动诊断提供更准确的依据，早期、规范的糖皮质激素和免疫药物治疗，在一定程度上延缓了病情的进展，但仍有近20%的患者最终需要外科干预。

五、开放手术治疗

开放手术需要在全麻下进行，采用的方式是"架桥"，就是搭一根"桥"从堵塞血管近远端做吻合，让血流再通。即使在微创治疗非常发达的当代，开放手术治疗仍无法避免。

六、微创腔内治疗

微创腔内治疗不同于剖腹的大手术，仅需要在大腿作一个针眼大小的穿刺点就即完成。腔内治疗有特殊的工具，常用的就是导丝、导管、球囊和支架，同时需要特殊的照射工具——数字减影血管造影（digital subtraction angiography，DSA），使得这些"武器"在隔着人体组织的情况下变得可见。有了这些武器之后，血管外科医生就可以将导丝导管送到堵塞血管，通过后球囊扩张后放置金属的支架进行支撑，维持血液通畅改善相应脏器缺血。

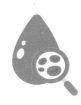

第十八讲

心肌梗死和
血管外科的相关问题

硬化闭塞症、颈动脉狭窄，在进一步行心脏血管检查的时候，就会发现大部分人的冠状动脉有不同程度的狭窄，有的甚至接近闭塞；而患有冠心病的人，检查其他外周动脉血管时，也容易发现相应的血管狭窄或堵塞。我们身体的血管是一体的，一处出现问题，就要警惕其他血管的问题，尤其供应心脏和大脑的血管。

三、冠状动脉狭窄患者合并外周血管疾病怎么办

首先，评估这样的患者是否需要手术，若不需要手术，那么通过戒烟、低脂饮食、口服降脂药及抗血小板药物等方式保守治疗就可以；若需要手术，现在的原则是先保"帅"，再保"车"，也就是先处理冠脉疾病，再处理外周血管疾病，当然，也会具体问题具体分析。目前，冠状动脉狭窄和外周血管疾病手术方法首选的都是微创腔内治疗，也就是利用导丝、导管、球囊、支架等，打通并支撑血管堵塞的地方，从而维持血管的通畅。

四、心肌梗死和其他血管疾病相关吗

心肌梗死并不都是由动脉粥样硬化引起的。血管外科有种病叫主动脉夹层，它是由于主动脉内膜撕裂，血液进入血管壁内，造成主动脉剥离或破裂。当夹层发生时，首先主管道的血流会减少，然后夹层加重累及到分支管道，引起血管阻塞时，就会引起相应脏器的缺血和坏死，比如心肌梗死。

因此，当发生急性心肌梗死时，一定要格外小心，有些急性心肌梗死是主动脉夹层引起的，这时的治疗方案是完全不同的。

由此可见，心肌梗死和血管外科疾病是相关的甚至是密不可分的，在疾病诊疗过程中，早发现、早诊断、早治疗是关键！

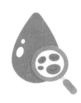

第十九讲

脑卒中与
血管外科的相关问题

● 脑卒中在日常生活中比较常见，是最常见的致死及致残性疾病之一，发生率随年龄增长而上升
● 由于缺乏有效的治疗措施，所以目前认为预防是最好的措施
● 动脉硬化是脑卒中发病的重要原因，饮食及药物治疗可降低动脉硬化的发生
● 对于动脉硬化所致的重度狭窄及早期外科治疗都可以降低脑卒中的发生

一、什么是脑卒中

脑卒中是一组以脑部缺血及出血性症状为主要临床表现的疾病，又称中风或脑血管意外，具有极高的病死率和致残率，主要分为出血性脑卒中（脑出血或蛛网膜下腔出血）和缺血性脑卒中（脑梗死、脑血栓形成）两大类，以脑梗死最为常见。

二、脑卒中的常见病因

1. 高血压和动脉粥样硬化是脑卒中最主要和最常见的原因。糖尿病、高脂血症等也与脑卒中关系密切。

2. 风湿性心脏病、高血压心脏病、冠状动脉硬化性心脏病等均可能在心脏中产生血栓，当血栓脱落时就可以随着血流流至脑动脉而发生栓塞。

3. 脑血管发育异常所致的动脉瘤、动静脉畸形是蛛网膜下腔出血和脑出血的常见病因。

4. 血液病如血小板性紫癜、红细胞增多症、白血病等常引起出血性脑血管病。

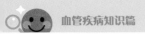

5. 气温变化，环境、情绪的改变，过度紧张，疲劳等也是脑卒中的诱因。吸烟、过度饮酒者脑卒中发病率也会大大增加。

三、脑卒中症状

1. 突发的看不清物体或视觉缺损，也可以表现为一过性的眼前发黑。

2. 突发的言语不清，喝水或吞咽呛咳。

3. 神志模糊不清，呼之不应，严重的可出现深度昏迷。

4. 头痛以及伴有呕吐，耳鸣、眩晕。

5. 头痛后出现喷射性呕吐，如遇有呕吐咖啡色（酱油样或棕黑色）液体，表示脑卒中伴有胃出血。

6. 一侧肢体和面部的感觉异常。

7. 出现口角歪斜、流口水或食物从口角流出的现象。

四、脑梗死和脑出血可以同时发生吗

脑梗死和脑出血可以同时发生，出血性脑梗死的发生率为30%～40%，多见于大面积脑梗死，其发生率与梗死面积成正比，梗死面积越大，发生概率越高，梗死面积大于同侧半球 1/2 的大面积梗死几乎不可避免地都会合并出血。

这时的治疗就需要注意了，既要改善脑供血，又要控制血压，降低再次脑出血的发生率。

五、如何预防脑卒中

1. 定期复诊，建议每半年至一年全面复查，主要对血压、血糖、血脂及出凝血功能等进行检查。

2. 对高血压、动脉硬化、心脏病、糖尿病、高脂血症等基础疾病应积极治疗。特别是高血压，坚持长期监控、正规治疗，使血压控制在正常范围内。规律服用降血压及降血脂药物。

3. 保持乐观情绪和良好的心理状态，保持大便通畅。注意气候剧变的影响，如冬季气温骤降易使血管收缩、小动脉持续痉挛、血压升高，可诱发出血性卒中；夏季则出汗多，血液浓缩、黏滞度增加，可诱发缺血性卒中。

4. 建立合理的饮食习惯，多吃新鲜蔬菜和水果，少吃脂肪高的食物如肥肉和动物内脏等。适当体育锻炼，增加热量消耗，增强体质，提高抗病能力。

六、脑卒中与血管外科的关系

随着血管彩超的普及，越来越多的中老年人群进行了外周血管的超声检查。一些体检报告中会出现"动脉硬化""颈动脉斑块""颈动脉硬化狭窄""肾动脉硬化狭窄"等字眼。动脉硬化即

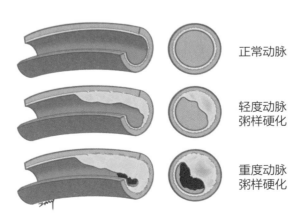

正常动脉

轻度动脉粥样硬化

重度动脉粥样硬化

不同程度的动脉硬化

动脉粥样硬化。动脉粥样硬化最初的病理特点就是破坏动脉的内膜，包括脂质沉积、纤维组织增生和形成钙化斑块。然后逐渐出现动脉中膜的退变，内膜、中膜弹性膜的破坏，从而引起动脉管壁弹性下降。

严重的颈动脉硬化会出现血管狭窄导致脑供血不足，甚至局部血栓形成或者斑块破裂，碎片脱落造成脑栓塞等缺血性脑卒中。

严重的肾动脉硬化可出现肾动脉狭窄，引起顽固性高血压。

中老年人突然出现高血压时，应考虑发生肾动脉硬化狭窄的可能，而肾动脉狭窄所致的高血压可以导致脑出血的发生。所以当遇到上述情况时，我们可以找到血管外科专科医生进行评估。血管外科医生会根据上述动脉狭窄的程度、斑块的稳定性以及患者的自身身体条件来指导治疗。

一般情况下，血管外科医生会首先给予降脂、控制血糖、控制血压以及阿司匹林等抗血小板治疗。当血管彩超检查提示血管狭窄程度 ≥ 70% 或颈动脉斑块不稳定时，可能就需要血管外科手术治疗从而使血管恢复通畅。

总之，脑卒中的预防较之于治疗更为重要，除了高血压、糖尿病、高脂血症等基础疾病的日常规范化治疗以及注意日常饮食结构之外，对于已经出现了重度狭窄的血管要早治疗，避免造成严重后果。

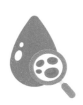

第二十讲

高血压与血管的
相关问题

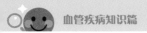

> ● 高血压病，简称"高血压"，是一种常见病，被称为"无声杀手"，多数人在高血压早期和中期无明显症状，不易被发现
> ● 高血压能损害身体器官及其功能，若被忽视，甚至不予治疗，任其发展可出现致残甚至致死的严重后果
> ● 高血压与周围血管疾病密切相关，严重危害人们的身体健康，严重者可危及生命

一、高血压的危害

高血压的病程越长、血压越高，并发心、脑、肾等器官和系统疾病的风险越大。首先，脑卒中是高血压患者最为常见的并发症；其次是与高血压相关的心脏损害，包括冠心病、心肌梗死、心力衰竭等；再次是肾功能损伤、周围血管病变，甚至中、晚期会发生视网膜病变、主动脉夹层、动脉瘤等疾病。

二、高血压与周围血管疾病

高血压是心血管疾病中最重要的危险因素之一，长期高血压会对周围血管造成严重损害。如肾动脉狭窄、主动脉夹层、动脉瘤等的发生和进展与高血压密不可分。

三、肾动脉狭窄，高血压的帮凶

李大娘今年 78 岁，高血压病病史 16 年，过去一直口服降压药，血压控制得还算满意。近三四年，血压控制越来越不理想，不断增加药物种类与数量，血压仍控制不住。最近一年因头晕、血压高、心衰、肺水肿反复住院，血压最高时达 240/130mmHg，静脉泵入硝普钠也难以将血压控制到理想状态，并出现血肌酐逐渐升高，最高 240μmol/L，尿量少。李大娘因为害怕血压高、心衰不敢吃饭、喝水，甚至不敢出院回家。

血管外科医生会诊考虑存在肾血管性高血压的可能性，采用彩色多普勒超声检查发现左侧肾脏已萎缩，右侧肾动脉开口重度狭窄。患者转入血管外科，全面评估后选择局麻微创介入手术，术中造影发现左侧肾脏萎缩，右肾动脉开口部位重度狭窄约85%，于右肾动脉狭窄处植入一枚球扩支架。术后当天停用静脉硝普钠降压药，次日口服一种降压药，血压控制在 130/80mmHg，尿量增多，血肌酐恢复正常，头也不晕了，术后 3 天步行出院。

四、肾动脉狭窄与高血压

随着年龄增长，正常血管动脉硬化及斑块的形成，血管管腔可发生狭窄。在肾动脉就形成了肾动脉狭窄，肾动脉狭窄进而引发或加重高血压，医学上称为继发性高血压或肾血管性高血压，有时也称为恶性或顽固性高血压。这种高血压患者的收缩压常常在 180、190 甚至 200mmHg 以上，很难用口服降压药物控制。

一般认为肾动脉狭窄超过 70%，会造成供应肾脏血流的减少，肾脏功能也会受到影响，导致肾脏分泌一种物质，医学上称为肾素，进而激活肾素 - 血管紧张素 - 醛固酮这一系统，使血管强烈收缩，水、钠潴留在体内，造成患者的血压反射性增高，这种高血压的状态，严重时药物难以控制。

五、肾动脉狭窄的危害

肾动脉狭窄有两大主要危害：①对肾脏功能本身的影响，肾动脉狭窄到一定程度会导致整个肾脏的功能受到影响，血肌酐升高，严重时肾脏发生萎缩，最终出现尿毒症，不得不进行透析治疗；②肾血管性高血压，这种高血压往往非常顽固，很难用药物控制，严重者诱发心力衰竭、肺水肿等。

六、肾动脉的检查

彩色多普勒超声可对肾动脉进行初步筛查，并能明确双侧肾脏大小及有无肾动脉狭窄。

若彩超发现肾动脉狭窄或可疑肾动脉狭窄可行 CT 血管成像（computed tomography angiography，CTA）或磁共振血管成像（magnetic resonance angiography，MRA）等检查明确诊断，但若患者合并肾功能不全限选择 MRA。

血管造影是肾动脉狭窄诊断的金标准，能够准确判断狭窄的程度。

鉴于肾动脉狭窄和／或闭塞对患者造成的危害，应引起高度重视，存在以下情况及时到血管外科就诊。

1. 高血压发病年龄在 30 岁以下或 50 岁以上者。

2. 高血压用药物难以控制者。

3. 查体发现有腹部血管杂音者。

4. 正在接受药物治疗，血压又急剧恶化者。

5. 正在接受降压药物治疗，出现血肌酐升高者。

6. 在使用血管紧张素转化酶抑制剂治疗过程中出现急性肾衰竭者。

7. 不明原因的进展性肾衰竭者。

8. 反复发生不明原因的肺水肿患者。

9. 双肾大小不一的中、重度高血压病患者。

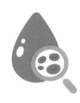

第二十一讲

精索静脉曲张

- 精索静脉曲张是男性多见的良性血管性疾病
- 精索静脉曲张是男性阴囊出现多个突出的静脉血管
- 精索静脉曲张会影响精子质量，造成不育

　　小王是一位青年男性，婚后与妻子一直未育，妻子的检查都是正常的。医生检查发现小王左侧阴囊有很多蚯蚓状血管，是否与他的不育有关？精索静脉曲张（varicocele，VC）是男性不育最常见的原因（占男性不育的 15%）。正常男性及不育男性中的发病率分别为 15% 和 40%。精索静脉曲张患者睾丸静脉异常扩张，从而导致静脉血流缓慢、淤滞。而静脉血液淤滞可引起睾丸温度上升，不利于睾丸发挥生精功能，睾丸产生精子减少导致男性不育。

一、精索静脉曲张的症状

　　患者站立位或者憋气后会在阴囊出现迂曲粗大的静脉团块，左侧多见。医学上分为 3 级：1 级是做憋气动作时能触到血管，2 级是休息时可触到血管，3 级是休息时可以看到血管。确诊手段是彩色多普勒超声检查，超声静脉返流时间超过 2 秒即可作出诊断。

二、精索静脉曲张需要治疗的症状

　　青少年患者可以观察，大多不做预防性治疗，除非影响到睾丸发育；成人精索静脉曲张患者如果同时伴有精液异常和不育考虑手术治疗，手术治疗是逆转静脉返流的唯一手段。
　　有没有不开刀的治疗方式？
　　传统的治疗方式就是开刀，结扎曲张的静脉，创伤小但毕竟

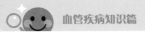

有瘢痕。精索静脉曲张有一定的复发可能，难道要反复开刀吗？有没有微创的治疗方式呢？

1978 年血管介入的专家就开始用微创介入的方法治疗精索静脉曲张，就是从大腿根的股静脉穿刺，用一根导管进入精索静脉，用栓塞材料如金属弹簧圈和硬化剂堵掉精索静脉，让静脉自然萎缩达到治疗目的。经过 40 多年的发展可以做到仅需大腿根一个 2 毫米的穿刺口就完成手术。

简单来说传统手术就是断血流，到泌尿外科就诊，介入手术就是堵血管，到血管外科来就诊。

三、精索静脉曲张会遗传吗

精索静脉曲张有一定的遗传可能，故父辈患有该病则子代发生的概率较大，因此青少年时期应密切关注。

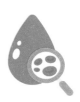

第二十二讲

血管疾病常见综合征

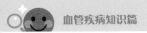

第一节

巴德 - 基亚里综合征

- 巴德 - 基亚里综合征，又称布 - 加综合征，是肝静脉流出道梗阻引起的门静脉高压和 / 或下腔静脉高压一系列症状
- 主要特征是节段性或膜性下腔静脉阻塞伴或不伴有肝静脉阻塞
- 怀疑有巴德 - 基亚里综合征的患者首选 B 超检查
- 目前巴德 - 基亚里综合征的治疗以微创腔内治疗为主
- 是一种让人骨瘦如柴却肚大如鼓的致命病

　　巴德 - 基亚里综合征患者通常有如孕妇般的大肚子，有些患者肚子上还会有"蚯蚓"一样走形的血管，看似大腹便便，但患者的其他部位却往往骨瘦如柴。此病是一种少见的疑难病，因其无特异性症状，常易被误诊误治，有的竟被当作肝炎、肝硬化治疗几十年，给患者造成了巨大的痛苦。

一、巴德 - 基亚里综合征的特征

　　本病是由肝静脉流出道梗阻所引起的门静脉高压和 / 或下腔静脉高压，且还会通过慢性缺血性肝损伤导致肝纤维化的发展与肝功能衰竭，病变范围可波及小肝静脉到腔房交界。

　　由于地域及人种的不同，西方的巴德 - 基亚里综合征与亚洲大不相同。在西方，巴德 - 基亚里综合征具有较低的发病率，主要特征是肝静脉血栓形成，急性进行性病程。我国的巴德 - 基亚里综合征具有较高的发病率，主要特征是节段性或膜性下腔静脉阻塞伴或不伴有肝静脉闭塞。发病率为 4 ~ 6/10 万，以河南、安徽、山东、河北等省多见。

二、患巴德－基亚里综合征的原因

目前的病因尚不明确，西方的巴德 - 基亚里综合征主要是因促血栓性疾病引起，如骨髓增生性肿瘤，从而引起肝静脉血栓。但在亚洲，患者发病年龄跨度大，从儿童到老年均可发病，往往无明显诱因。在我国，巴德 - 基亚里综合征的分布有较为明显的地域性，考虑发病原因可能与环境相关。

我国巴德 - 基亚里综合征的病因主要有下列三个方面：①与发育异常有关，由于胚胎发育异常，造成静脉狭窄、阻塞，甚至隔膜形成。②与血液高凝状态有关。在静脉狭窄的基础上，血液高凝，发生血栓阻塞，加重病情，如红细胞增多症、口服避孕药以及胃肠道的急、慢性疾病等而继发。③其他因素，如下腔静脉的原发性肿瘤、外伤、其他肿瘤压迫肝静脉或肝段下腔静脉、化学和放射性损伤、血管炎等。

三、巴德－基亚里综合征的分型

目前对于巴德 - 基亚里综合征有多种分型，应用较广泛的是按病变部位分成两型：Ⅰ型，下腔静脉合并（有 / 无）肝静脉受累；Ⅱ型，只有肝静脉受累。我们国家主要以Ⅰ型为主，西方以Ⅱ型为主。

四、巴德－基亚里综合征的常见表现

1. 大量腹水。

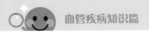

2. 门静脉高压、食管 - 胃底静脉曲张引起的消化道出血。

3. 腹壁浅静脉曲张。

4. 双腿肿胀、小腿色素沉着甚至长久不愈的溃疡。

患巴德 - 基亚里综合征者需行进一步检查，首选 B 超，可明确肝静脉及下腔静脉有无病变，同时可观察肝静脉、门静脉、下腔静脉流速状况。若 B 超尚不能确诊，可行 CT 或磁共振，同时参考肝功能状况，绝大多数都能确诊。若上述检查均为阴性，则可行下腔静脉与肝静脉造影来明确，这是诊断本病的"金标准"。

五、巴德 - 基亚里综合征的治疗

我国巴德 - 基亚里综合征以 I 型为主，药物治疗无效，不适用于西方目前施行的阶梯治疗方案，主要以血管腔内治疗和开放手术治疗为主。血管腔内治疗包括：对于 Ia 型只需行下腔静脉球囊扩张和 / 或支架置入，对于 Ib 型则需行下腔静脉联合肝静脉开通，对于 Ic 型则需行下腔静脉开通并行门静脉 - 腔静脉分流。如果腔内无法开通，可行开放手术，根据病变程度来选择具体手术方案，应用较多的两种开放术式包括：①肠 - 腔转流；②肠 - 房转流来纠正门静脉高压。

内科治疗包括低盐饮食、利尿、营养支持等，特别是晚期患者，常有顽固性腹水、严重营养不良。作为手术前的支持疗法，内科治疗可以改善患者全身状况，减少手术死亡率，有利于患者术后康复。

六、巴德 - 基亚里综合征患者手术效果

巴德 - 基亚里综合征患者血管腔内介入治疗后，5 年生存率在

90% 以上。虽然约 10% 的患者可发生再狭窄，但经过再次介入治疗后其 5 年生存率仍然在 85% 以上。开放手术的风险较大，但远期并发症要低于腔内手术。约 3.5% 的患者在病程中会发生原发性肝癌，其预后与其他原因引起的原发性肝癌相同。1%～2% 的患者可发生肝静脉广泛性闭塞，预后较差，5 年生存率低于 50%。

七、巴德－基亚里综合征患者术后注意事项

术后定期随访及复查的关键则在于患者及其家属，规律随访不但能及时发现问题，对于并发症的防治也至关重要。巴德－基亚里综合征血管腔内介入治疗后的随访尤其重要。

随访采用彩色多普勒超声检查，重点观察肝静脉与下腔静脉是否通畅，血液检测凝血功能是否达到有效的抗凝指标。术后第一年内复查时间为治疗后 1、3、6、12 个月。2～5 年内无症状者每 6 个月至少复查 1 次彩色多普勒超声检查。5 年后无症状者每年复查 1 次彩色多普勒超声检查，再次出现临床症状时及时复查。

本病预后不佳，若未获及时有效的救治，其 5 年生存率很低。

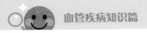

第二节

腘窝陷迫综合征

- 下肢动脉缺血"间歇性跛行"在老年人比较常见
- 年轻人 70% 的"间歇性跛行"与腘窝的解剖结构异常有关
- 腘窝肌肉、肌腱解剖异常导致血管、神经受压
- 相当一部分人的缺血症状在剧烈运动后出现或被发现
- 鉴于腘窝陷迫的病因，治疗大多需要外科手术，不适合单纯腔内（介入）治疗

有一个非常典型的案例：一位 24 岁男性，喜爱运动，无烟、酒嗜好。在一次篮球运动后发现右下肢每行走 100 ~ 200 米小腿就会痉挛疼痛，休息几分钟可以缓解。这个症状引起了血管外科医生的异常重视，即刻给予查体，发现右足颜色比左足略苍白，温度也略凉，右腘窝和右足部未触及脉搏，左侧则未见异常。阅读过前面相关章节的读者会记得，这个症状称为"间歇性跛行"，是血管外科疾病中典型的下肢缺血症状，老年人多见。但是这么年轻且无不良嗜好的小伙子是怎么回事呢？彩色多普勒超声（简称"彩超"）显示右侧腘动脉闭塞。进一步做了 CT 血管造影检查，结果：左侧可以清楚看到右侧腘动脉闭塞，左侧正常；右侧可以看到右侧闭塞的腘动脉外侧有一块粗大肌肉挤压动脉。若需进一步证实，还可进行核磁共振检查。由此，可以确诊"腘窝陷迫综合征"。

该综合征是由于腘窝肌肉、肌腱、纤维束等与腘动脉、腘静脉或神经位置关系异常造成的压迫、血栓或狭窄闭塞，腘动脉受压概率最大。该综合征的手术治疗方法主要是肌肉肌腱松解 / 切除、动脉血栓内膜切除、大隐静脉搭桥等。必须强调的是，目前为止，不建议腔内治疗比如支架置入，因为放置支架的疗效不佳：术后 3 个月支架严重变形闭塞。

这个案例经过肌肉松解和血栓内膜切除，效果非常好。

年轻人尤其 35 岁以下发现下肢缺血性"跛行"，应该及时就诊。"腘窝陷迫综合征"，CT 血管造影结合磁共振可以确诊，手术则以解除压迫恢复血运为基本原则，故不建议单纯腔内（介入）治疗。

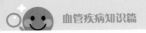

第三节

胡桃夹综合征

胡桃（核桃）因其富含营养素，对人体益处多，是深受人们喜爱的坚果类食品之一。胡桃外壳坚硬，需要胡桃夹来处理外壳。医学上有一种疾病是以"胡桃夹"来命名的——胡桃夹综合征，你知道吗？

医学上的左肾静脉受压综合征，常称为"胡桃夹综合征"，它是左肾静脉血流回流受阻引起的左肾静脉以及生殖静脉高压现象的综合征，常表现为血尿等临床症状。大部分患者仅需观察或药物治疗，严重的需要手术治疗。

从一个案例说起：数天前门诊有一位年纪轻轻、瘦高但结实的小伙子，尿血却找不到原因，很困惑。用了很多药物，血尿仍持续存在，有人介绍来到了血管外科求诊，确诊为"胡桃夹综合征"。

一、何为"胡桃夹综合征"

即左肾静脉受压综合征，又因与胡桃夹现象相似，被称为"胡桃夹综合征"，是指左肾静脉在主动脉与肠系膜上动脉之间受到机械性挤压，左肾静脉血流回流受阻引起的左肾静脉以及生殖静脉高压现象的综合征，即表现为血尿和／或蛋白尿、腹痛等临床症状。

很多人会问，为什么叫"胡桃夹综合征"呢？左肾静脉从腹主动脉、肠系膜上动脉或者脊柱之间穿过，并受到压迫。将左肾静脉比作那个可怜的胡桃，被自己的"胡桃夹"给夹瘪了。

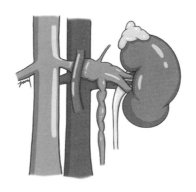

二、"胡桃夹综合征"的常见表现

本病好发于青春期至 40 岁左右的男性，儿童发病分布在 4～7 岁，多见于 13～16 岁的人群。胡桃夹现象的主要表现是血尿和蛋白尿，其中无症状肉眼血尿更易发现，常规体检尿检验可发现镜下血尿，剧烈运动或直立体位时加重，有时伴左腹疼痛或腰痛。部分患者为血尿伴蛋白尿，蛋白尿从微量到 2＋，可表现间歇性或体位性加重。此外，男性还能发生精索静脉曲张，女性则会出现不规则月经出血等。

再来看看收到我们血管外科病房的这个小伙子，他的疾病就是属于胡桃夹综合征中的一种，又叫青春期肾静脉受压综合征：当青春期身高速增、椎体过度伸展、体形急剧变化时，可使夹角变窄，左肾静脉受压。原来长得快也有烦恼！因此，年轻人，身材高挑的，出现腰痛、血尿、精索静脉曲张，一定不能忽视，必须及时就医。

三、胡桃夹综合征患者的现存治疗

随访观察适用于大部分儿童患者。随患儿年龄增长，肠系膜

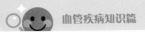
上动脉与腹主动脉夹角处脂肪和结缔组织的增加或侧支循环的建立，使左肾静脉受压程度得到缓解，淤血状态得以改善。多数患儿无须服药，观察一段时间后尿检异常情况明显改善。

四、药物治疗的原理

动脉系统是上水管路，静脉系统是回水管路，回水管路打比方是橡胶管，被压迫后回路受阻，血液中的废物杂质无法有效循环，产生了肾脏的充血水肿，因而引起腰痛、血尿、蛋白尿等肾脏损害表现。保守治疗主要是密切观察随访，部分患者可以应用保护肾脏药物、改善微循环药物，以建立侧支循环。也就是说高速公路不通了，乡村小道疏通一下，回流通畅了，症状就减轻，所谓条条大路通罗马。

五、手术解除左肾静脉压迫有的治疗方式

手术适应证：反复、严重、持续血尿，引起贫血，有肾功能损害。内科保守治疗 2 年以上未见缓解者。

1. 微创腔内治疗

微创腔内治疗与需要开腹的手术不同，微创仅需要在大腿根部做一个针眼大小的穿刺点就可完成所有治疗。腔内治疗有特殊的工具，常用的就是导丝、导管、球囊与支架，同时需要特殊的照射工具——数字减影血管造影（digital subtraction angiography，DSA），使得这些"武器"在隔着人体组织的情况下变得可见。有了这些武器之后，血管外科大夫就可以将导丝、导管送到相应肾静脉出问题的位置，解除压迫静脉，球囊扩张后放置金属的支架进行支撑，以维持静脉血液回流。

2. 开放手术治疗

开放手术需要在全麻下进行，采用的方式是"架桥"，就是从左肾静脉搭一根"桥"到下腔静脉的分流术，使肾静脉血液顺畅流回下腔静脉内。另一种肠系膜上动脉切断再吻合术，解决肾静脉压迫，肾静脉血液回流受阻解除。在微创治疗非常发达的现代，开腹式的开放手术治疗应用得越来越少。

3. 肠系膜上动脉闭塞的药物治疗

治疗的目的是改善缺血症状、延缓病情的发展以及增加消化系统的"供血量"。大部分的肠系膜上动脉闭塞是动脉粥样硬化所导致，因此这类患者都需要口服抗血小板药物（如阿司匹林）与他汀类药物（如阿托伐他汀），它们既是药物治疗，也是微创腔内治疗与开放式手术后维持血管通畅所必需的。

"胡桃夹综合征"并不可怕，早期诊断、找对就诊的科室与医生达到恢复肾静脉血流的目的是治疗的关键。

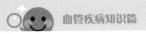

第四节

胸廓出口综合征

- 胸廓出口综合征（thoracic outlet syndrome，TOS）可以引起肩部以及上肢疼痛、麻木、感觉异常
- 由于本病引起的症状多为慢性疼痛，因此容易与其他疾病甚至亚健康状态混淆从而漏诊
- 本病确诊较为依赖医生的经验判断，缺失客观检验检查证据，有时易误诊

一、什么是胸廓出口综合征

通向上肢的神经和血管在肩部走行于一个由锁骨、第 1 肋骨和肌肉组成的通道里。一些特定情况下，如先天性骨骼异常或后天性肌肉肥大的情况下，这个通道就会变得拥挤，进而压迫到神经与血管，由此产生症状。因此，除了先天性因素导致之外，本病多见于肌肉发达的运动员如棒球投球手、游泳运动员，以及需要经常使用到肩颈部肌肉的职业者。当然，需要长时间使用电脑或写字的工作，如文员等也可出现上述症状。

二、胸廓出口综合征依赖排除诊断

胸廓出口综合征是一种少见病。据报道，即使在运动较普及的美国发病率也仅有 1% ~ 2%。该病的确诊迄今都是依赖于排除诊断。即在排除其他所有引起肩背痛及上肢痛的常见疾病，尤其是慢性损伤之后，结合症状及其从事的生活习惯，才能由有经验的医生诊断。即使是相关专业的医生，也常常漏诊、误诊。因此切不可自行诊断，也不能轻信网络诊断，一定要到医院找有经验的医生就诊。

三、确诊为胸廓出口综合征怎么办

手术是解除通道狭窄的唯一方法。但因 95% 的胸廓出口综合征是神经性（仅仅有神经压迫症状）的，仅引起疼痛、麻木等慢性症状，并不会危及生命，也不至于截肢，因此手术并非最好的治疗方法。患者通过非手术治疗可以改善症状，治疗往往会从物理治疗开始，包括一系列姿势矫正以及按摩等。一部分患者的症状通过定期物理治疗即可获得缓解，从而避免手术。对剩下的 5% 的血管性患者（静脉受压导致的上肢肿胀或动脉受压引起的上肢缺血）而言，手术的目的是解除梗阻，防止血栓复发，因此是很有必要的。

四、手术效果怎么样

手术本身并不复杂，切除第 1 肋骨以及部分附着的肌肉，以达到扩张通道的目的。但是手术的满意率仅约 60%，即使有经验的医生也只能达到约 80%。重点是手术前如何筛查适应者，目前常用的方法是使用肉毒梭菌注射过分发达的相关肌肉。肉毒梭菌注射可以模拟手术效果，其作用是使注射部位肌肉坏死萎缩，从而腾出空间，减轻压迫症状。如果肉毒梭菌注射可以改善症状，且能提升手术成功率，反之，若对肉毒梭菌注射无反应，则提示手术效果可能不佳。然肉毒梭菌注射的维持时间有限，且反复注射效果会越来越差，故此方法通常仅用于预测手术效果或应急性缓解症状，不能作为长期的治疗方案。

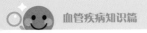

第五节

马方综合征

- 马方综合征是一种遗传性疾病，早期因在一些杰出运动员和名人中发现而备受关注。该病常常影响骨骼发育、导致视网膜病变及心血管病变，其中以主动脉疾病最为凶险，如主动脉夹层或主动脉瘤，可导致猝死

- 该疾病比较麻烦，面临多次手术和多器官受累的可能性比较大，治疗过程比较漫长，给患者身心带来很大痛苦

- 一些特殊体型需要特别关注和排查主动脉、视网膜疾患，以排除马方综合征

- 作为一种常染色凸显性遗传性疾病，遗传给后代的可能性为 50%，因此在生育时利用现代医学手段干预以实现优生优育非常重要

- 马方综合征患者可以进行适当的体育锻炼，推荐低、中强度的有氧运动，心率和血压宜控制在较为安全的范围，同时定期复查心血管相关指标

- 定期检测、尽早发现、及时治疗致命性并发症，最大程度延长患者寿命

- 对患者及其直系亲属进行基因检测意义重大

- 对于主动脉瘤患者，定期复查，药物控制血压、心率，如达到手术指征，积极预防性手术，避免主动脉夹层或破裂。对于主动脉夹层患者，常需紧急手术挽救生命。

马方综合征患者通常拥有异于常人的体格和体型，在疾病认知史中，多见于一些身材高大的杰出运动员与杰出人物，这一疾病曾备受关注，一度被称作是"天才病"。由于早年缺乏对该病的认识，又无早期诊断、预防性干预等共识，导致猝死等悲剧的发生，因此又被称为"巨人杀手"。

一、马方综合征为何会引起严重的心血管事件

马方综合征（Marfan syndrome）是一种全身性的遗传性结缔组织疾病，可引起骨膜、悬韧带以及主动脉中的纤维结缔组织出现异常，导致骨骼发育异常、视网膜脱离、心血管病变等。其中主要危害是心血管病变，特别是主动脉瘤、主动脉夹层以及心脏瓣膜病变，主动脉根部瘤或主动脉夹层可突然破裂，发病凶险，且病死率极高。该病可同时影响其他器官，包括眼、肺、硬脊膜等。

马凡（Marfan）医生，是法国的一位儿科医生，于1896年首次报道一位患儿肢体不成比例的长而纤细，体格羸弱，手指和脚趾异常细长，给人的感觉像一只蜘蛛。随着相关报道的日渐增多，疾病的显型例表现如心血管和眼睛的异常为人熟知，初始便以 Marfan 医生的名字来命名这种疾病。

马方综合征的最严重危害是主动脉病变，其中主动脉瘤或主动脉夹层破裂会导致大出血而猝死。原因就是动脉壁的中层发生退行性病变，形成囊性中层坏死，主动脉壁的抗压能力减弱，出现扩张，甚至形成主动脉瘤，在遇到血压骤然升高的情况（如剧烈体育运动），就会出现撕裂，形成主动脉夹层大出血，危及生命。

二、马方综合征为何很"麻烦"

"麻烦"的原因之一：主动脉连接心脏及各大器官，长度超过

50厘米。马方综合征患者出现主动脉病变，往往需要开胸切除病变部分，换上人造血管，手术创伤极大，存在一定的死亡率；若手术成功替换了有问题的血管，余下尚正常的部分，未来还将面临再次手术的可能，甚至余生还需数次大手术。对患者而言，每一次主动脉手术均意味着要承担很高的风险并遭受很大的痛苦。

"麻烦"的原因之二：这种病除了累及心血管导致严重事件外，还会累及身体的多个脏器。

累及眼睛，主要表现为晶状体脱位或半脱位、高度近视、白内障、视网膜脱离、虹膜震颤等，也可发生斜视甚或致残。

累及骨骼肌肉系统，主要表现为四肢细长，蜘蛛指（趾），双臂平伸，两指尖的总长长于身高，上半身长于下半身。马脸、面窄、高腭弓、耳大且位低。皮下脂肪少，肌肉不发达，胸、腹、臂可见类似妊娠纹的改变。韧带、肌腱及关节囊伸长、松弛，关节过度伸展。有的呈漏斗胸、鸡胸，脊柱后凸、侧凸，脊椎裂等。

累及肺、硬脊膜、硬腭等，可以出现相应的表现，如自发性气胸、肺尖大疱、腭裂等。

三、何种外形的人要排查马方综合征

肢端细长，具有特征性的瘦长身材，肢体与躯干不成比例，以下肢更为明显。两臂跨度可超过身高，四肢长度的增加以远侧最为明显，尤其手足，如蜘蛛指（趾）征。瘦长身材合并有主动脉疾病家族史、不明原因猝死家族史者，均应高度警惕。

此外，同时有鸡胸、漏斗胸，气胸史；足跟畸形；硬脊膜膨出；髋臼突出；脊柱侧凸或后凸；异常皮纹、大于300度近视、晶状体脱位或半脱位；瓣膜脱垂等也需格外关注，必要时到医院相关专科就诊，以排除马方综合征。

四、马方综合征患者可结婚生育吗

马方综合征作为一种遗传性疾病，怀孕前若不进行医学干预，理论上通过自然生育遗传给下一代的可能性为 50%，且无性别差异。另约有 25% 的马方综合征患者是由新发的基因突变（FBN-1 基因）所致，这也是无上代患病，但子女却患病的原因。一旦子女患病后，继续遗传给下一代的比例仍为 50%。若不行医学干预，可能逐渐形成马方综合征家族，给家庭带来沉重经济负担以及身心伤害。因此，马方综合征的人可以结婚生子，但务必做好优生优育，建议充分利用现代医学手段干预，以避免将该病遗传给下一代。

五、马方综合征患者可以参加体育锻炼吗

运动不仅能增强体质，提高抵抗力，且对心理健康起到很好的促进作用。但凡事均应把握好一个度，运动过量或强度过大，对身体都可能带来伤害，对于马方综合征患者而言更是十分关键。

由于马方综合征患者主动脉壁先天发育不佳，主动脉根部很容易扩张。参加体育锻炼会使血压升高、心率增快，导致主动脉根部承受心脏泵血的压力增大，会加快主动脉扩张的速度。故从预防心血管突发事件及延缓主动脉病变进展的角度，需要限制运动量及其强度，尤应避免剧烈运动、俯卧撑、举重等以及有碰撞、摔倒风险的竞技运动（篮球、足球等）；推荐适当进行低、中强度的有氧运动。

推荐太极拳、散步或快走、慢跑、慢速游泳，轻、中等强度的骑车，乒乓球、羽毛球等适当、合理的运动形式；建议增加运动的次数，缩短每次运动的持续时间。运动后的心率应控制在每

分钟 100 次以内（建议长期服用倍他乐克等药物协助控制）。如每天中等速度散步 30 ~ 60 分钟，慢跑每次 10 分钟以内，每天数次。个人则应根据自身情况适当调整运动强度与时间。

对于一些尚未出现主动脉病变的马方综合征患者，需要定期复查超声心动，若是青少年或儿童，家长则需与学校沟通，应避免参加竞技及体能测试，也可参加舒缓的中低强度的有氧运动。

若主动脉根部已始扩张，但尚无须手术者，则应增加复查心血管彩超的频率，严格限制运动的强度及其持续时间。主动脉根部明显扩张、接近手术指征者，建议除日常生活避免体育锻炼外，并密切监测机体状况以便判断手术时机。

因马方综合征在进行主动脉手术后，剩余主动脉是完全正常的，需要静养至完全康复，再接受适当的锻炼。若同时做过主动脉瓣置换手术，则需服用华法林，同时应避免碰撞、跌倒，尤应保护头部。

如果术后仍有部分主动脉病变未及彻底纠正，如主动脉夹层术后尚有残余的病变，建议应以步行或其他低强度锻炼为佳，中等强度的有氧运动也应避免。

六、马方综合征患者的寿命是否很短

造成马方综合征患者寿命短的最主要的原因是心血管并发症，如主动脉瘤、主动脉夹层的破裂。近年来，由于医学技术的快速发展，针对主动脉疾病，无论是传统开刀手术还是主动脉腔内修复术，均已获得较高的手术成功率，因此，经过积极及时的治疗，尤在出现突发事件前及时采用预防性措施，马方综合征患者的寿命可以接近正常人。

总之，定期检测、尽早发现、及时治疗是关键。

七、基因检测对马方综合征的意义

对马方综合征患者及其直系亲属进行分子诊断（即致病基因检测）意义如下。

首先，对患者及其直系亲属而言，抽取少量静脉血，即可进行基因检测，并通过遗传基因确诊后，指导后续治疗。

其次，针对有家族史而未表现出症状的亲属进行筛查，可在发病前早获诊断，尽早干预，避免发现过晚、疗效不佳。基因检测一经确诊，尚无临床表现，也应避免剧烈运动，定期体检（如心脏和主动脉的超声检查、眼科检查等），一旦达到指征应及时手术，以避免出现动脉瘤破裂或主动脉夹层形成。

最后，有助于实现优生优育。一旦发现患者携带的基因突变位点，在怀孕时就应通过现代医学手段及时干预以避免该致病位点遗传给胎儿。

由于与遗传性主动脉疾病相关的基因有 20 余种，可导致多种不同综合征，且仅凭临床经验马方综合征难与其他罕见综合征鉴别，因此，对于可疑马方综合征的患者，建议进行包括 FBN-1 基因在内的多个主动脉疾病相关基因的组合检测或全外显子组检测，而并非仅仅针对 FBN-1 基因进行检测。

八、何种情况需要行主动脉手术

对马方综合征患者而言，手术的主要作用是切除可能破裂或已经破裂的主动脉，置换人造血管，从而延长生命。

部分患者需要预防性手术。当主动脉初步扩张，但未达手术指征时，可服用普萘洛尔（心得安），减少心室排血减低压力，以减缓对主动脉壁的冲击，以便延缓主动脉根部扩张的速度。当患

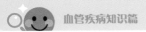

者主动脉逐步扩张达到手术指征（如直径达到 50 毫米，早发破裂家族史的患者 45 毫米，有怀孕计划的妇女 40～45 毫米），即使尚未出现破裂等危急状态，也应提前手术，以防主动脉破裂。

对于已经破裂包裹、或出现了急性主动脉夹层尤其是 A 型夹层的患者，大多需要急诊手术以挽救生命。

此外，还常见马方综合征患者合并瓣膜关闭不全，也有导致心衰、死亡的危险，故也建议手术治疗。

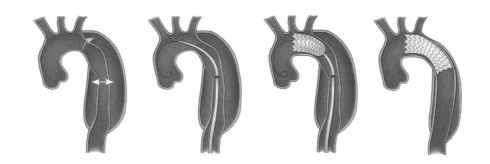

第六节

雷诺综合征

- 雷诺综合征是由于供应肢端的血液循环受阻、寒冷或情绪激动等引起的发作性手指（足趾）苍白、发紫，然后变为潮红的一组综合征
- 雷诺现象常继发于结缔组织疾病，创伤及药物等也可诱发
- 保暖、避免暴露于寒冷环境、戒烟等保守治疗措施是治疗雷诺综合征的主要方法

一、何为雷诺综合征

雷诺综合征多发生于 20～40 岁，女性多于男性。起病缓慢，开始为冬季发作，时间短，逐渐出现遇冷或情绪激动即可发作。大多为对称性双手手指发作，足趾亦可发生。

该综合征主要分为两类：①原发性雷诺综合征，无特殊原因，是最常见的类型；②继发性雷诺综合征，继发于其他疾病，又称雷诺现象，较少见。

二、雷诺综合征的常见表现

典型发作可分为苍白期、青紫期及潮红期。苍白是最早期的表现，是肢端血管痉挛所致，还可伴有发冷、麻木及针刺样感觉；数分钟后，局部血流恢复，原来苍白的部位变为青紫色；20～30 分钟后，血管逐渐扩张，皮肤则转为潮红。

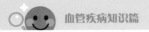

三、引起雷诺现象的常见疾病

雷诺现象可见于很多原发的基础疾病，最常见的是结缔组织疾病，特别是硬皮病、系统性红斑狼疮、血管炎、类风湿性关节炎以及皮肌炎等。其他还有闭塞性动脉粥样硬化、神经血管受压性疾病（如胸廓出口综合征）、长期应用震动性工具的职业病（如气锤病）等。此外，创伤或药物如麦角诱导剂、长春新碱及丙二酰脲等亦可引起本病。

四、雷诺综合征患者的配合治疗

原发性雷诺综合征大多是不能治愈的，主要依靠预防及保守治疗。

继发性雷诺综合征在保守治疗的基础上，应积极治疗原发病。

应对患肢严格保暖，减少寒冷刺激；积极调整心态，保持愉悦心情；避免使用血管收缩药物，避免创伤；积极戒烟，明显职业原因所致者（长期使用震动性工具、低温下作业）尽可能改换工种。症状明显者，建议到血管外科就诊。

第七节

KT 综合征

- KT 综合征是一种先天性疾病，主要表现为静脉畸形与骨肥大
- 诊断主要依靠临床表现
- KT 综合征无法根治，可以通过压力治疗及药物改善症状，严重者需手术治疗

KT 综合征（Klippel-Trenaunay syndrome，KTS），又称静脉畸形骨肥大综合征，是一种先天性疾病，它有三大特征：①“葡萄酒色斑”，痣状毛细血管扩张畸形；②软组织与骨过度增生；③下肢静脉曲张，好发于儿童与青少年，一侧肢体明显增粗并可见“蚯蚓”状迂曲的浅静脉，由于缺乏早期诊断及治疗，导致患者在生理和心理上承受着巨大的痛苦。

人们往往将葡萄酒色斑认为是胎记，甚者将本病简单地诊断为“静脉曲张”而进行治疗，造成不良后果。其实所谓的葡萄酒色斑，就是由于毛细血管畸形所导致的，可见于全身各处。KT 综合征所表现出的静脉曲张是由于静脉畸形所造成的静脉高压，常见于外侧。由于畸形的程度不同，几乎每一位 KT 综合征的患者的表现都是各异的。

一、KT 综合征的病因

目前对 KT 综合征病因尚未明了，但已明确其发病与生活环境无关，而可能与胎儿期胚层发育异常有关，在肢芽的胚胎发育中，因胚胎血管的退化比正常者晚，使发育过程中的肢体血流增

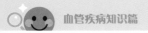

速、温度升高，进而产生肢体肥大等一系列症状，总的来说是一种先天性的疾病。

二、需要排查 KT 综合征的人群

KT 综合征主要表现在四肢，尤以下肢多见，部分病变累及臀部、腰部、下腹部或肩部，通常累及一条肢体。若有下列三种表现：①非典型性静脉曲张；②葡萄酒色斑；③肢体过度增生，应高度警惕，及时到医院就诊。

三、KT 综合征的影响与危害

爱美之心人皆有之，但是得了 KT 综合征，由于腿部的葡萄酒色斑影响，特别是女性患者影响外观，后期骨骼增长、增粗，严重时会因为两侧下肢长度不一，造成跛行。静脉曲张可引起静脉血液淤滞，长时间站立后下肢酸胀疼痛不适。若病变严重，会引起腿部溃疡。还会导致下肢血栓性静脉炎，严重时会形成深静脉血栓甚至栓子脱落致肺栓塞。

四、KT 综合征患者的配合治疗

1. 药物治疗

针对血液淤积所带来的疼痛，成人患者应遵医嘱服药，减少下肢水肿以促进溃疡愈合。

2. 压力治疗

轻度的肢体增长、增粗、浅静脉曲张为主要症状的患者，可以穿医用弹力袜。以促进血液回流、控制静脉曲张、减轻由于静脉淤血引起的下肢沉重感与肿胀。弹力袜有不同的等级、长短、型号，应在医生的指导下进行测量与选择。

3. 葡萄酒色斑痣的激光美容治疗

经皮激光能治疗表浅病变，对于肢体大片葡萄酒色斑则需要联合使用脉冲染料激光和动态冷却系统进行治疗。但激光治疗治标不治本，仅能起到部分美观的效用。

4. KT 综合征是否遗传

近年来，KT 综合征在脉管畸形遗传方面的报道很多，多数认为该病为常染色体显性遗传，葡萄酒色斑痣具有家族遗传性。突变基因 PIK3CA 检测阳性，也为诊断 KT 综合征提供有力证据。更多的基因检查也在科学研究中，未来，希望能研制出靶向药物，修复突变基因，达到治愈目的。

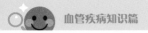
第八节

Cockett 综合征

拥有一双漂亮的长腿是每个女性梦寐以求的，可有的女性（尤其做了妈妈后）却发现自己的两条腿粗细不对称，更让其感到难为情的是自己左腿好像越来越粗，甚至有蚯蚓状青筋（静脉曲张）"爬行"，令其十分苦恼；到医院检查后才发现自己有可能患了一种特殊的血管疾病：髂静脉压迫综合征，也称 Cockett 综合征或 May-Thurner 综合征（由这三位医生发现并描述的）；另外，除了静脉曲张外，它有可能还会带来其他麻烦。

一、何为 Cockett 综合征

由于人类直立行走，双下肢的存在，主动脉在下腹部分为左、右髂动脉，下腔静脉在主动脉后方分为左、右髂静脉，主动脉分叉位置偏上偏左，静脉分叉位置偏下偏右，使得左侧静脉从右侧动脉后方穿过；另外，左侧静脉的后方为腰椎前凸，这样左侧静脉同时受到右侧动脉和腰椎的前后夹击，女性腰椎前凸较男性明显（尤其怀孕时，子宫增大，重心前移，腰椎前凸会更加明显），因此髂静脉压迫综合征更多见于女性，尤其做了新妈妈的女性。右侧动脉血流随心脏跳动发生搏动，左侧静脉长期受到右侧动脉搏动性挤压可使其薄弱的内膜发生炎性损伤、纤维化增生（类似于其他位置瘢痕）；左侧静脉外有压迫，内有纤维化增生，会使下肢静脉回流受阻，引起一系列的临床症状。

二、Cockett 综合征会有哪些表现

1. 静脉曲张

大部分病例以静脉曲张（蚯蚓状青筋）来院就诊，长期静脉回流受阻，患肢会出现酸胀疼痛、静脉曲张、小腿色素沉着、慢性溃疡等，Cockett 综合征伴有下肢静脉曲张高达 66.7% ~ 82.0%。

2. 下肢静脉血栓（血块）形成

表现为突发左下肢肿胀、疼痛（多为骨科或其他大手术后、妊娠后），严重者可出现皮肤颜色的改变（变青或变白，需急诊手术取栓，以免发生肢体坏死），部分患者因血栓脱落堵塞肺动脉，危及生命（见肺动脉栓塞章节内容），静脉血栓应及时处理，可以采用药物溶栓或 / 和机器抽栓，以免发生血栓后遗症（post-thrombotic syndrome，PTS，包括与活动有关的肿胀、疼痛、跛行）、难治性溃疡，是我们通常说的老烂腿中的一种类型，这个疾病严重影响生活质量。

3. 盆腔静脉曲张

女性可出现月经期下肢肿胀加重，经期延长，经量增多，夫妻生活不和谐；男性可出现精索静脉曲张和不育。

三、到医院要做什么检查

对于出现下肢尤其左下肢肿胀、血栓形成、静脉曲张要到医院排查 Cockett 综合征。彩超可以发现左髂静脉受压，管腔狭窄或闭塞，对于可能伴发的髂股静脉血栓、浅静脉曲张都可以检查到，行超声检查时，医生不可用力过重，以免造成人为的"髂静脉受压"导致误诊，超声也不是万能的，由于髂静脉位置较深，一部分患者（特别是肥胖者）可能因肠胀气干扰显示不清，此时

可行下肢静脉CT（CTV），能明确静脉受压情况，当然通过穿刺静脉行髂股静脉造影，是诊断Cockett综合征的"金标准"；血管内超声虽是不错选择，但是其费用高，普及率低，仍处于探索阶段。

四、Cockett 综合征怎么治疗

1. 症状轻微或无症状

可以采取保守治疗，常抬高患肢，避免久卧和久坐，穿弹力袜；也有学者建议预防性口服抗血小板药（阿司匹林）或抗凝药（华法林或新型抗凝药）。

2. Cockett综合征合并血栓形成

通过药物溶栓和机器抽栓后行球囊扩张和支架植入，可使静脉回流通畅，防止后遗症的发生。

3. Cockett综合征合并明显静脉曲张

支架处理髂静脉压迫后，同期或分期行下肢静脉曲张手术（大隐静脉射频消融术或高位结扎术，见本书静脉曲张章节）。

外科手术由于创伤大，已很少用于临床。

Leriche 综合征

- 粗大的动脉也能闭塞——动脉粥样硬化的厉害
- 部分中老年男性阳痿可能是 Leriche 综合征在作怪
- 主髂动脉闭塞——常常需要植入支架的闭塞部位

Leriche 综合征又称主髂动脉闭塞症，是指腹主动脉远端和髂动脉狭窄或者闭塞，是常见的下肢动脉硬化闭塞症的其中一种类型（详见 156 页第四讲下肢动脉缺血第一节动脉硬化性闭塞症内容）。其发病主要与动脉硬化有关；此外，动脉瘤、创伤、肿瘤等原因也可导致该处动脉闭塞。

本病是一种外周动脉阻塞的疾病，多数情况下是由一种叫作斑块的蜡状物质在动脉中堆积而引起的。斑块由脂肪、钙、胆固醇和炎性细胞组成。动脉是将含氧量高、营养丰富的血液从心脏输送到身体其他部位的血管。随着时间的推移，斑块的积累会致使动脉变窄，使血液更难通过动脉，从而引起供血的区域发生缺血。

Leriche 综合征指的是在腹主动脉（腹部最粗大的动脉血管）或髂动脉（腹主动脉延续下来到达下腹部的血管）中形成的斑块。主动脉是人体最大的血管，在脐周围分成两条髂动脉，髂动脉穿过骨盆并向下延伸至腿部。此部位的血管堵塞会直接影响到下肢、臀部及会阴部的血液供应。

一、Leriche 综合征的临床表现

随着流向腿部等下半身区域的血液减少，可能导致腿或臀部

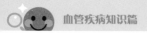

缺氧，从而发生疼痛。典型的疼痛是间歇性跛行，即行走一定距离后出现疼痛或者痉挛（俗称"抽筋"），短暂休息后可以继续行走。随着时间的推移，你可能会注意到行走的距离越来越短。病情可能突然加重为持续性的疼痛和发凉。

Leriche 综合征的其他症状还有疲劳、阳痿。中老年人出现阳痿的一种比较常见的可能因素，就是 Leriche 综合征中主动脉或者髂动脉的闭塞性病变。虽然 Leriche 综合征在 65 岁以上的成年人中最常见，但它也可能导致中年男性的勃起功能障碍。在某些病例中，勃起功能障碍可以是唯一明显的症状。

如果疏于诊治，可能出现极端的腿和臀部疼痛，即使休息时也可能会出现。还可能有腿和脚麻木、腿或脚的创口不易愈合、肌肉无力。

如果发现上述症状，应立即寻求治疗，应避免达到局部坏疽（发黑或溃烂）的程度再去就医。

二、Leriche 综合征的病因

Leriche 综合征的病因主要是动脉粥样硬化。当粥样硬化的斑块在动脉中堆积时，动脉会逐渐变得狭窄和硬化。

缺乏锻炼、不健康的饮食（特别是高脂肪的饮食）、心脏病家族史、肥胖、吸烟、糖尿病、高血压、高胆固醇、老年等都是本病的易患因素。

三、Leriche 综合征的诊断方法

要诊断 Leriche 综合征，医生首先要做身体检查。他们可能通过检查你腿上的脉搏来评估你血管的堵塞程度。你可能会被问到

有关生活方式和家庭病史的问题，以了解是否有因素使你患 Leriche 综合征的风险更高。你可能会被问及像夫妻生活质量这样比较隐私的个人问题。

医生可能会推荐一种叫作踝肱指数（ankle brachial index，ABI）的诊断测试。这包括测量脚踝的血压，并将其与手臂的血压进行比较。这可以让医生更好地了解血管的通畅程度。影像检查如多普勒超声检查，也可以让医生更好地了解血管，显示狭窄或堵塞部位、斑块的大小等等。如果医生发现了血管堵塞，他们可能会用动脉造影，有时也叫血管造影，来进一步精确评估堵塞的位置和严重程度。你可能会接受核磁共振血管造影或 CT 断层血管造影（computed tomography angiography，CTA）。

四、怎样治疗 Leriche 综合征

Leriche 综合征的治疗方法取决于患者的病情有多严重。在早期阶段，Leriche 综合征可通过改变生活方式来治疗，如戒烟、控制高血压、降低胆固醇、控制糖尿病、减轻体重等。要经常锻炼，吃低脂肪、高纤维的食物。医生可能还会给你开具对抗血小板的药物，比如氯吡格雷或者阿司匹林，让血液更不容易在病变部位凝结。更严重的 Leriche 综合征可能需要手术治疗。

治疗 Leriche 综合征的常见手术包括如下几种方式。

1. 血管成形术（又称球囊扩张术、PTA 等）

一条末端有气囊的导管，放置在动脉内堵塞的部位。当充气时，它会把斑块压在动脉壁上，帮助恢复血管管腔。医生也可能根据情况放置支架来保持该部位的血管的持续通畅，以防血管成形术之后，病变部位的血管发生弹性回缩，临时开通的闭塞血管再次回到闭塞状态。

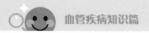

2. 搭桥术（又称血管移植术、血管旁路术等）

用一根人造血管或移植一根自体的其他血管，把闭塞的动脉两端的通畅血管连接起来，这使得血液可以通过人工管道，绕过阻塞的动脉，恢复缺血部位的血液供应。

3. 动脉内膜切除术

医生打开阻塞的动脉，清除积聚的动脉内斑块。

因为进展后的 Leriche 综合征可导致多种并发症。腿上或脚上的伤口无法愈合，感染的风险很高。如果不及时治疗，坏疽最终会导致不同范围的截肢。患有晚期 Leriche 综合征的男性也可能出现永久性勃起功能障碍。因此怀疑或已经诊断本病的患者应该及时与专科医生随诊，以避免各种不良结局的发生。

五、如何预防 Leriche 综合征

可以通过以下健康的生活方式来降低患 Leriche 综合征的风险：有规律地锻炼，多吃水果、蔬菜和全谷物，控制糖尿病、高胆固醇或高血压，保持健康的体重，戒烟。即使你已经患有 Leriche 综合征，遵循这些生活方式的建议，对于防止病情快速恶化也是十分必要的。虽然患有 Leriche 综合征最终会导致严重的并发症，但通过改变生活方式、药物治疗或积极手术等措施，病情还是有办法控制的。一定要把症状和危险因素如实地告诉主治医生，因为在早期阶段，Leriche 综合征更容易治疗。

Leriche 综合征是很适合进行手术治疗的一种疾病。随着医疗技术的不断进步，使用球囊或支架这样的微创治疗已成为治疗此病的主要手段之一。与切开腹部的开刀手术方法相比，微创治疗的优点是创伤小，住院时间短，舒适性好。关于手术方法和手术前后的注意事项，还可参见第四章：下肢动脉缺血；第一节：动

脉硬化性下肢缺血。

　　值得注意的是，男性性功能障碍可能是一种多因素造成的综合征，临床上往往需要男性专科的介入会诊。如果积极恰当的血管外科术后仍然不能获得改善，应该进一步寻求男性专科的及时会诊。

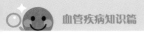

第十节

正中弓状韧带综合征

- 正中弓状韧带（median arcuate ligament，MAL）是连接两侧膈肌纤维脚的纤维韧带
- MAL 构成主动脉裂孔的前缘，通常 MAL 位于腹腔干上方
- 10%～24% 人群该韧带位于腹腔干前上方，少数压迫腹腔干
- 如果 MAL 压迫腹腔干严重，可引起上腹部疼痛为特点的临床症状，此症候群称为正中弓状韧带综合征

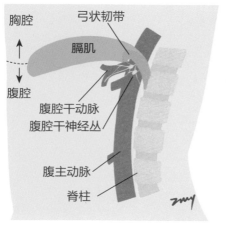

正常正中弓状韧带与腹腔干位置关系

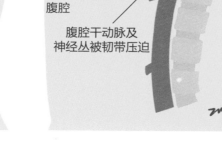

正中弓状韧带位于腹腔干前上方

一、为什么会得 MALS

　　有几个理论试图解释 MALS 造成的上腹部疼痛的起源。一种认为 MAL 压迫腹腔干动脉引起腹部器官缺血导致疼痛。MAL 压迫腹腔干的原因主要有：①解剖因素，腹腔干位于第 11 胸椎上

1/3 与第 12 胸椎上 1/3 之间从腹主动脉发出。女性腹腔干开口更偏头侧，受 MAL 压迫发生率高。如果腹腔干在腹主动脉上发出位置过高或膈肌腱附着点过低均可能导致腹腔干受压。②呼吸因素，呼吸过程可以明显影响 MAL 对腹腔干近端的压迫程度，研究表明，呼气时腹主动脉及其分支向头侧移位，易产生 MAL 对腹腔干的压迫；吸气时腹主动脉及其分支向尾侧移动，使腹腔干近端与 MAL 距离增大，不发生压迫或减轻压迫。如果仅有呼气末 MAL 对腹腔干近端产生压迫，其临床意义不大。如果有吸气末 MAL 对腹腔干近端产生了压迫，此征象是恒定的，呼气末的压迫程度会加重，可诊断为 MALS。

另一理论认为，腹腔动脉周围腹腔神经节的压迫是造成疼痛的主要原因。在经典慢性肠系膜缺血患者，由于肠道血供存在广泛的侧支循环，需要三支肠系膜血管中至少两支阻塞或严重狭窄才能引起腹痛等症状；但在 MALS 患者，肠系膜上动脉和肠系膜下动脉大多未受影响，理论上应可以为肠道提供足够的血供。不支持缺血学说的证据还包括，有些无症状患者的血管造影也发现了正中弓状韧带压迫腹腔干，手术解除压迫后并不能缓解所有患者的症状。因此，有学者提出腹痛等症状可能与内脏神经丛受压及间断缺血相关。腹腔神经丛紧邻正中弓状韧带，其来源包括节前内脏神经、膈神经与迷走神经的躯体神经支、副交感节前神经及交感节后神经。腹腔神经丛受累，可引起血管收缩或直接刺激交感神经而引起腹痛。

有学者认为胃排空延迟参与了 MALS 的发生，通过研究患者胃肌电活性，发现手术解除腹腔干受压状态后，胃电节律得到重新调节，症状得到缓解，对造影剂的排空也得到改善。

此外，有关于同卵双生姐妹同时患有 MALS 的报道，另有报道一位父亲及其一位女儿、三位儿子同时存在腹腔干受压，提示遗传因素可能参与该综合征的发生。

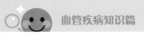

二、MALS 有哪些临床特点

人群各年龄段均可发病，以 40～50 岁女性多见。MALS 是正中弓状韧带压迫腹腔干动脉和腹腔神经节造成的以上腹部疼痛为主的一种状态。腹痛可能与进食有关，表现为餐后慢性剧烈上腹痛，被迫取膝胸位可缓解。有的患者疼痛不典型，可表现为锐痛、钝痛、绞痛等性质各异。可伴恶心、呕吐，可伴有体重减轻、肠鸣等。病程多较长，呈反复发作和缓解交替。此类患者通常为瘦长体型，以肋弓角狭小为特点，因长期畏食而形成恶性循环。通常上腹部能闻及血管杂音，在深呼气时明显。

三、MALS 如何诊断

诊断 MALS 必须具备以下四个条件：①慢性腹痛，特别是餐后腹痛，能排除其他因素，如胆囊炎、食管炎、胃炎、食管裂孔疝等；②体重明显减轻；③腹部血管杂音，呼气末杂音增强；④典型影像学表现：CT 断层血管造影（computed tomography angiography，CTA）特点吸气末检查腹腔干受压；腹腔干重度"V"型压迫改变，狭窄远端扩张或呈典型的鱼钩样改变；肠系膜上动脉与腹腔干侧支循环的建立。

四、MALS 如何治疗

MALS 通常需要外科手术治疗。主要是通过手术操作松解弓状韧带，并结合腹腔神经节切除术。大多数患者可从手术治疗中获益。

第十一节

盆腔淤血综合征

- 盆腔淤血综合征是引起女性慢性盆腔疼痛的常见原因之一
- 盆腔淤血综合征主要由卵巢静脉返流导致
- 临床常用的检查难以发现盆腔淤血综合征，但通过特殊的造影检查可以诊断
- 使用微创的血管栓塞治疗盆腔淤血综合征，可以获得满意结果

　　张女士今年40岁，二宝刚满周岁，自己和老公都有一份收入稳定的职业，在旁人眼里拥有一个充满温馨、幸福的家庭。但自从怀上二宝后，张女士一直有下腹部坠痛，原以为宝宝出生后会好转，但哪知宝宝出生后头几个月还好，近期症状越来越重，尤其是白天长时间站立后，疼痛更加明显，有时痛得腰都直不起来。曾经多次到医院就诊，做了各种检查，都没有发现太大问题，更增加了自己的焦虑。有一次找到了一位妇科专家，做了磁共振检查，发现有盆腔静脉迂曲，考虑有盆腔淤血综合征，建议到血管外科做血管栓塞治疗。血管外科医生针对她的顾虑做了一个比较全面的回答。

一、什么是盆腔淤血综合征

　　盆腔的范围主要是指骨盆围起来的下腹部广泛区域，主要包括女性生殖系统和泌尿系统。目前认为盆腔淤血综合征最大可能是卵巢静脉返流导致。盆腔内的器官，如子宫、输卵管以及膀胱

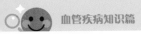

周围的静脉通过静脉丛和卵巢静脉相通，组成一个互相交织的静脉网。正常情况下，这些静脉内血液最终都是通过卵巢静脉单向回流至下腔静脉，然后流入心脏。如果卵巢静脉内单向阀门（医学上称为瓣膜）损害，血液可以返流，造成盆腔脏器周围静脉曲张，静脉变得充血，产生盆腔淤血症状，类似于腿部静脉曲张。此外，这些症状的产生还有可能与卵巢激素水平的紊乱有关，因为有研究发现通过抑制卵巢功能也可明显改善症状。

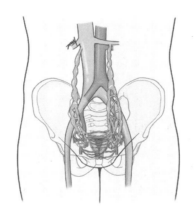

卵巢静脉返流引起盆腔内器官周围静脉曲张

盆腔淤血综合征是一种慢性疾病，常见于育龄期妇女。有统计表明，在女性慢性盆腔疼痛患者中，有 30% 与盆腔淤血综合征有关。主要表现为小腹发胀、持续性隐痛、腰骶部疼痛，性生活后加重，长时间站立时更明显，常伴有经期前乳房胀痛、白带增多、极易疲劳，少数患者可发现外阴部静脉曲张。

二、如何诊断

由于引起这些症状的曲张静脉多位于体内，常规妇科盆腔检查通常难以发现。临床常用的无创检查，如经腹或经阴道的彩色多普勒超声、CT 和磁共振等检查，可在盆腔内器官，如卵巢、子宫周围、阔韧带和阴道旁发现扩张扭曲增多的管状血管结构。但这些检查的敏感性都很低，一般不超过 50%。可能与做这些检查时，患者均采用仰卧位有关。仰卧位时，盆腔迂曲静脉处于体位上的相对缓解状态。同样，腹腔镜、宫腔镜及其他外科检查的敏感性都不高，有时可能没有显示任何扩张或充血的静脉。目前认为，直立位或者斜立位的盆腔静脉造影，或者行选择性卵巢静脉造影是诊断盆腔淤血综合征最可靠的办法。因此，对于高度怀疑盆腔淤血综合征，而其他检查未明确诊断时，可行静脉造影以证实诊断。

三、哪种治疗方法更好

症状轻微的患者，可以通过休息和体位调节，改善盆腔淤血状态来缓解症状。适度锻炼，增加盆腔肌肉张力和纠正子宫位置也能减轻盆腔静脉的迂曲。也可以通过药物来缓解症状，常用的药物有抑制卵巢功能的药物（如醋酸甲羟孕酮），改善血管张力和静脉曲张充血的药物（如地奥司明），但这些药物不能达到根治目的，停药后容易复发。

如果这些方法都没有明显效果，也可以通过手术的方法解决。手术的主要目的是阻断盆腔淤血综合征发病的主要原因——卵巢静脉返流。这种手术可由妇科医生完成，医生在腹腔镜下使用特殊夹子夹闭双侧卵巢静脉阻止返流，有效率近 80%。尽管腹腔镜是微创手术，但要在腹部打数个小洞，有时还需要全身麻醉，相对比较复杂。还有一种更加微创的方法，血管外科医生将一根导管插入上臂或者大腿的静脉，导管在 X 线引导下到达卵巢静脉，通过栓塞剂堵住卵巢静脉阻止返流，可以取得与卵巢静脉结扎的同样效果，这类手术不需要切口或缝针，局部麻醉就可完成，患者通常在第二天就可以恢复活动和从事轻度工作。

如果发现自己有典型的慢性盆腔疼痛症状，又缺乏感染病史和炎症表现，可咨询妇科医生有无盆腔淤血综合征诊断的可能。如果明确有盆腔淤血综合征，想选择血管栓塞治疗，可找血管外科专科医生处理。

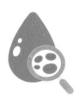

第二十三讲

血管病的检查

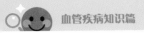

> ● 很多血管疾病严重且急迫，如何快速诊断并及时治疗是大家都很关心的问题
> ● 医生的经验和正确的辅助检查都不可或缺
> ● 血管检查包括：彩色多普勒超声、CT、磁共振、血管造影等等
> ● 通过这些检查可以发现血管系统狭窄、阻塞、破裂、畸形等异常情况

一、都有哪些常用血管检查

早期诊断血管病只能通过一般的身体检查，而现在已经发展出了一系列完备的检查手段，以各种无创检查技术以及有创的血管造影为主。

身体检查主要包括皮肤颜色与温度、脉搏的跳动、血管有无异常声响、肢体粗细、有无浮肿、肌肉软硬度、感觉功能等方面。

无创血管检查主要有：血管彩色多普勒超声（简称"血管超声"）、增强 CT、磁共振、节段性动脉压测定、肢体容积描记、放射性核素血管检查等。

血管造影就是先在血管内置管，通过管道在血管内注射造影剂，同时进行透视或照 X 光片，因造影剂像骨头一样不易透过 X 线，就可以通过造影剂产生的阴影显示血管的形态。这就像玻璃杯装满透明的清水，我们却看不见水，但是在清水里边滴两滴墨水就看得很清楚了。如果把注满墨水的玻璃杯的照片，和原来空玻璃杯的照片重叠并相减，那我们就可以得到墨水的形态，也就是我们血管内血液的形态，这就是数字减影血管造影技术（digital subtraction angiography，DSA）。通过 DSA，我们就可以把不需要看的其他人体组织屏蔽掉，只看我们需要的血管影像。

二、如何选择无创血管检查及有创检查

目前，患者进行血管检查以无创检查为主，主要有彩色多普勒超声、增强CT、磁共振、节段性动脉压测定等。血管无创检查的优点在于对人体无创少痛苦，可重复进行。主要解决的问题是患者是否有血管病、病变的部位及严重程度，为血管造影及血管手术提供依据，用于常规检查和长期随访监测病情的变化。有创检查主要就是血管造影和血管腔内超声，尽管其可以客观准确地提供血管信息，但因要穿刺血管，具有有创性，需住院进行检查，费用较高，以及偶发的严重并发症使其不能成为常规检查手段。有创检查主要用于常规无创检查不能明确病情的情况下。另一种情况是在介入手术中同时进行，用于治疗前对病变进行详细评估，以及手术操作后对于效果的评价。

三、血管超声检查在血管病诊断中占有什么地位

彩色多普勒超声检查是通过超声探头向人体发射一组超声波，根据监测回声的延迟时间以及回声的强弱规律，可以判断出各个脏器的距离及性质。全身大部分的血管都可以通过彩色多普勒超声进行检查，其能明确是否有血管疾病，判断病变的部位及严重程度，为血管造影及手术治疗提供依据。血管超声对人体无创伤无痛苦，可反复检查，操作简便、快捷，准确率较高，是血管外科最常用的检查手段。血管超声不仅可以帮助我们方便地判断血管情况是否良好，在手术中也可以起到指示作用，成为血管外科医生的第二双眼睛。借助血管腔内技术，还可以把专用的细

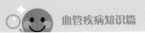

小超声探头送到血管病变的区域进行局部检查，这就是腔内超声检查，虽然有费用较高、普及率低及有创等缺点，但在一些复杂病变及治疗决策建立上有不可忽视的独特作用。

四、什么是超声造影

超声造影是先在浅表静脉注射专用显影剂之后再进行超声检查，其可以明显提高超声诊断的分辨力、敏感性和特异性。主要目的是检查目标区域的血流情况。最常用来注射显影的是微气泡，微气泡直径小于 10 微米，可以自由通过毛细血管，在血流中有类似红细胞的特征，可以在超声检查时显示血流的形状、流速等，类似于注射造影剂后做增强 CT 检查来显示血流图像。

五、什么是 CTA 检查，需要注意什么

CT 全称叫 X 线计算机断层摄影，是用 X 线对人体某部进行断层扫描，获得人体该断面的图像，就像把一块面包切成片来看。把所有断面的图像合起来就能得到被检查部位的完整三维信息。

CT 断层血管造影（computed tomography angiography，CTA）检查是 CT 的一种特殊做法。检查前先通过浅静脉注射显影剂，这种在放射线检查时用来显影的药水也叫造影剂。在显影剂充满目标血管的时候再进行 CT 扫描，这时照下来的 CT 片子就可以清晰地显示血管。在以前只有通过深部血管直接插管，注射显影剂才能看到血管的情况，穿刺创伤较大，而 CTA 只需要像平时输液打针一样注射显影剂药物就行了。

CTA 还可以通过电脑对血管影像进行三维重建，使我们可以

从各个角度旋转观看血管，就像围着一个人转圈看他，而不只是看他的照片。我们可以通过 CTA 检查判断血管是否有狭窄、阻塞、破裂、畸形、受压等。检查前有一些需要注意的情况，显影剂一般都是含碘的，所以甲状腺功能亢进患者禁做。显影剂也会加重肾脏负担，所以高龄及肾功能不全的患者慎用，如果必须要做需提前考虑到肾功能受损的情况，并给予预防措施减少发生的可能性，甚至比较严重的患者需要做好急诊透析的准备。

术前 1 周内不能做胃肠道钡餐检查，术前 6 小时禁食、水，有高血压病、糖尿病的患者术前控制好血压、血糖。检查时不要携带金属物品，保持安静、放松，避免讲话和移动身体，检查时如有不适立即告诉医生。检查后大量饮水，促进显影剂随小便排出体外。

六、放了血管支架能做磁共振吗

磁共振扫描时磁场很强大，对于铁磁性的物体（铁、钴、镍）可能造成移位和产热，对于非铁磁性的物体则没有影响。目前血管外科使用的绝大部分支架、弹簧圈及滤器为镍钛、钛合金和其他合成材料，为非铁磁性和微弱磁性，而早期的外周动脉支架（2007 年之前）可能存在弱磁性，除此之外所有的支架置入后做 ≤ 3T 的磁共振检查都是安全的，而目前我们应用于人体的磁共振检查最高就是 3T 的。对于部分 2007 年以前的早期弱磁性的支架来说，在植入后 6 周支架与血管已有较好固定，这时做磁共振也是安全的。另外多数金属支架都会在磁场作用下产热，部分温度甚至会升高 1～2 度，但血液流动会带走部分热量，轻微的温度升高还不如我们平时轻微感冒发热的影响大，对支架也不会有什么影响。因此，可以说支架植入后完全可以做磁共振检查。那么，除了外周支架、滤器、弹簧圈等血管外科常用的器材，其他的金属植入物会不会对做磁共振检查有什么影响呢？漂浮导管、主动脉球囊反搏、人工耳蜗、磁性眼内植入物不建议行磁共振检查。心脏起搏器、植入式除颤器、心血管监测仪、循环记录仪等心脏植入式电子设备需要在说明书上注明磁共振（magnetic resonance，MR）兼容才能行磁共振检查，否则不行。心脏植入的机械瓣膜、心脏缝合与封堵器械是可以行磁共振检查的。绝大多数骨科植入物、留置的输液导管、牙科植入物行磁共振检查是安全的。宫内节育器一般由铜制成，所以没有影响。总之，植入的金属物说明书上都会明确地标明对磁共振检查是不是安全的，对非铁磁性的完全不用特殊对待，对弱铁磁性的在植入后 6 周以后再做磁共振检查也是安全的，实在不放心可以咨询做手术的医生。尽管大多数时候做磁共振检查是安全的，但金属植入物会产生伪影，影响对周围组织的观察，导致检查结果不准确，所以要检查的部位太靠近金属植入物时，不宜选择磁共振检查。

七、血管造影有什么作用

1. 血管疾病的诊断，如血管畸形、血管破裂、血管闭塞性病变（包括急性动脉和静脉血栓形成、动脉栓塞、动脉硬化性闭塞、继发性血管闭塞、脉管炎等）、动脉瘤、动脉夹层、动静脉瘘、静脉功能不全等。

2. 术前明确血管病变部位、性质、数目、范围及程度，根据结果制订血管介入手术方案，并选择合适尺寸的器材。

3. 介入手术中的定位、操作指示。

4. 手术操作完成时检查手术效果，了解血管开通、血管封堵、是否残留血栓、侧支血管等情况。

八、血管造影检查需要做什么准备

1. 了解肝、肾功能、血常规、血凝、心功能情况。有中、重度肾功能不全者不宜做造影。制订检查治疗计划，包括血管造影注射打针的部位、操作步骤、造影剂选择和造影剂用量。

2. 了解血管造影目的、步骤、可能发生的意外情况，签署同意书并积极配合检查。

3. 目前常用的造影剂已经无须进行碘过敏试验。除非急诊，否则造影前 4 小时不要进食。术前穿刺部位要做皮肤准备，剃除毛发。

4. 造影特别是动脉造影术后穿刺肢体限制活动 6～8 小时方可活动。造影术后大量饮水以增加尿量，这有利于造影剂经小便排出体外。

九、血管造影主要有什么副作用

1. 造影剂肾病

如果患者本身肾功能不好，造影剂用量过大就可能对肾脏造成相应损害。如果有必要做造影，在这之前、之后要有计划多输液，增加机体水分，减轻造影剂对于肾脏的影响。

2. 造影检查需要有血管穿刺入路，穿刺的部位可能有局部出血、血肿形成

导丝、导管在血管内行走时可能损伤血管壁，甚至有可能出现穿孔、破裂。但是，造影与介入治疗是不一样的，造影与球囊扩张、支架置入、血栓抽吸、腔内旋切等治疗操作相比安全系数要高得多，而且造影时医生都会非常小心，会尽最大努力避免这种损害。所以尽管有这些风险，但是由有经验的操作者进行检查

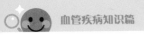

还是比较安全的。

十、如何根据检查目标选择无创检查

1. 外伤骨头：大体看 X 线片，仔细看 CT，核磁看不清。各种外伤，如果怀疑伤到了骨头，优先选择 X 光照片，简便快捷。若要进一步仔细检查，可以选择 CT。超声、核磁对于骨皮髓质等看不太清，一般不选择。

2. 颈椎、腰椎、关节、肌肉、脂肪组织检查优先选核磁。磁共振对软组织的检查最清楚。

3. 胸部大体看 X 线片，仔细看 CT。X 线胸片可粗略检查心脏、主动脉、肺、胸膜、肋骨等。胸部 CT 检查显示出的结构更清晰，优于常规 X 线胸片。磁共振对于肺部疾病的诊断很少应用。

4. 腹、盆腔脏器除肠道外，一般超声都能胜任。腹腔器官受呼吸影响较大，进而影响到 CT、核磁成像，而超声不会因此受影响。同时，超声对肝脏、脾脏、胰腺、肾脏、盆腔等器官诊断准确率较高。但是超声受气体干扰很大，对于肠道等含气较多的器官，超声诊断准确率会降低。

5. 看心功能用超声，了解有无冠心病用 CT。心脏磁共振检查则是评价心脏结构的"金标准"。

6. 血管检查首选超声，经济、快捷、无创。进一步详细检查可选增强 CT。数字减影血管造影技术（digital subtraction angiography，DSA）检查一般在介入手术过程中应用。

十一、为什么有些血管检查要反复做

血管疾病是不断发展变化的，随着时间病情也会有所进展，病情进展到一定程度时对人体危害变大，这时就需要手术治疗，所以有时候一些血管检查需要定期反复进行，以免延误病情。另外，在血管治疗后也可能有些并发症或术后变化，需要定期复查，如有情况好及时补救。

十二、如何观察肢体末梢供血够不够

肢体末梢血液流动情况对判断是否存在肢体缺血问题及严重程度非常重要，也是我们日常可以自己进行观察判断的。判断末梢供血从皮色、皮温、感觉、脉搏这几个方面判断，其中以触摸脉搏搏动最为重要。那么，如何触摸脉搏呢？

手腕部脉搏的位置就是我们电视上常见的中医号脉的部位，在手腕部靠大拇指方向的位置，用另外一只手的指腹搭在手腕的这个部位，正常时可以摸到一跳一跳的脉搏搏动，这就是我们的桡动脉搏动。在手腕相对小拇指那一边也可以摸到一条稍弱的脉搏搏动，就是我们的尺动脉。桡动脉和尺动脉就是我们前臂的主干血管，如果搏动可以清楚地摸到，就说明我们上肢主干的动脉血管是通畅的。如果脉搏不能摸到就表明我们可能存在肢体动脉缺血的疾病，但是，是不是摸到桡、尺动脉搏动就说明我们整个上肢供血没问题呢？这当然还不够，因为在腕部以远还有我们的手掌、手指末梢的血管情况才代表末梢血运。有时候虽然手臂主干血管是通畅的，但手部末梢的小血管阻塞，就导致手指发紫或苍白、麻木、疼痛、冰凉、破溃甚至组织坏死，这种情况常见于血栓闭塞性脉管炎、雷诺综合征等。下肢缺血情况更为多见，所以足部末梢血运判断更为重要。正常情况下足背动脉和胫后动脉可以清楚地在体表触摸到，足背动脉位于大踇趾与第二趾之间连线，向小腿方向延伸 1～2 厘米即可在体表摸到它的搏动；胫后动脉紧贴于内踝突起骨骼后侧的凹陷处，触摸时要稍用力。不好找触摸位置可以对比自己正常的那侧肢体，或者参考正常人脉搏跳动的位置。正确触摸到搏动以后可以随时观察，如有变化且有不适症状，及时就诊于血管外科专科。特别注意的是，有时血管是通畅的，但由于总体血量不足，比如说休克时，肢体末梢供血减少以保证心、脑等重要器官供血，这时也会表现为末梢血运差，但此时表现为四肢末梢血运同时变差。因此，如果只有单侧肢体末梢血运不佳就要考虑这条肢体的动脉出了问题。

十三、自己如何初步判断患有血管疾病

血管疾病以阻塞、破裂、畸形为主，会产生对应的症状，我们可以根据身体的不适初步判断是否可能存在血管病。

静脉是负责血液回流的通道，就好比下水道，如果阻塞会产生血液收纳区血液回流不畅，引起组织的肿胀，所以如果肢体肿胀可能意味着肢体静脉阻塞。

动脉是供血的管道，就好比上水管，如果阻塞会引起相应组织的缺血表现，一般表现为皮肤苍白或发紫、皮肤发凉、疼痛、麻木、脉搏消失、活动障碍等情况，如果肢体有这些情况就需要关注是否存在动脉阻塞性疾病。

无论是上水管还是下水管如果破裂都会导致大量的水漏出来，我们的动、静脉血管也是一样，如果破裂就会导致局部肿胀、血肿积液、疼痛等不适，也会出现贫血的情况，严重的急性失血甚至危及生命，需要及时就诊。

一些血管形态异常的疾病也会表现为局部搏动性包块、异常突起的血管组织等。一些深部主要血管的病变在体表看不出什么特殊，却可表现为胸、腹、背等部位的剧烈疼痛，这时应该考虑

血管病变的可能性。

　　总之，血管病变除了血管自身的症状外，还有相关区域组织功能异常的症状，有时病情进展也比较快。因此，有所怀疑就需要去看血管外科专科医生，及时确诊或排除病变。

图书在版编目（CIP）数据

少生病的智慧：让血管健康起来 / 陈忠主编. —
北京：人民卫生出版社，2023.10
ISBN 978-7-117-35451-6

Ⅰ. ①少…　Ⅱ. ①陈…　Ⅲ. ①血管疾病 – 防治　Ⅳ.
①R543

中国国家版本馆 CIP 数据核字（2023）第 197269 号

少生病的智慧：让血管健康起来
Shao Shengbing de Zhihui: Rang Xueguan Jiankang Qilai

主　　编	陈　忠	
出版发行	人民卫生出版社（中继线 010-59780011）	
地　　址	北京市朝阳区潘家园南里 19 号	
邮　　编	100021	
E – mail	pmph @ pmph.com	
购书热线	010-59787592　010-59787584　010-65264830	
印　　刷	廊坊一二〇六印刷厂	
经　　销	新华书店	
开　　本	710×1000　1/16　　印张:21	
字　　数	254 千字	
版　　次	2023 年 10 月第 1 版	
印　　次	2023 年 10 月第 1 次印刷	
标准书号	ISBN 978-7-117-35451-6	
定　　价	69.80 元	

打击盗版举报电话　010-59787491　　E– mail　WQ @ pmph.com
质量问题联系电话　010-59787234　　E– mail　zhiliang @ pmph.com
数字融合服务电话　4001118166　　E– mail　zengzhi @ pmph.com

69